生命科学前沿及应用生物技术

有害生物生态管理的突变理论研究与系统控制

赵惠燕 赵立纯 李 媛等 著

U0230548

科 学 出 版 社

北 京

内 容 简 介

　　自然界中存在大量由连续运动导致的不连续突变现象，如火山爆发、地震、泥石流、DNA 分子突变、病害虫暴发等。传统的微积分及统计学方法难以描述其规律，突变理论能解释这些现象。但在研究和应用中存在诸多瓶颈，严重影响着突变理论的应用。以赵惠燕教授为首的研究团队自 20世纪 80 年代就开始研究突变理论与应用，通过近 40 年来的不断探索与实践，不仅解决了上述难点问题，而且给出了突变模型的 7 种类型，求得了解析式，并应用 40 多年的田间调查实验数据和环境因子数据，确定了相应的控制变量、灾变区域与临界等。

　　本书可供高等院校生物数学专业、植物保护专业、农学，以及理工科的本科生、研究生学习与研究参考。

图书在版编目 (CIP) 数据

有害生物生态管理的突变理论研究与系统控制/赵惠燕等著. —北京：科学出版社，2020.6

　　ISBN 978-7-03-065339-0

　　I. ①有… Ⅱ. ①赵… Ⅲ. ①有害动物–生态管理–研究 Ⅳ. ①R184.3

中国版本图书馆 CIP 数据核字 (2020) 第 093962 号

责任编辑：李秀伟 李 悦 李香叶／责任校对：郑金红
责任印制：吴兆东／封面设计：刘新新

斜 学 出 版 社 出版

北京东黄城根北街 16 号
邮政编码：100717
http://www.sciencep.com

北京虎彩文化传播有限公司印刷
科学出版社发行　各地新华书店经销
*
2020 年 6 月第 一 版　开本：720×1000　1/16
2021 年 3 月第二次印刷　印张：12 3/4
字数：252 000

定价：128.00 元
(如有印装质量问题，我社负责调换)

编委会名单

序　一

　　自然界中存在大量的由连续的运动导致不连续的突变现象，如地热的渐变运动和地壳的渐变运动导致的火山爆发、地震和泥石流；大气运动与海洋动力学驱动导致的海啸、台风；各种渐变极端环境条件而导致 DNA 分子的突变、害虫暴发等。突变也是生态系统的基本特性之一，传统的微积分及统计学方法难以描述其规律，突变理论能解释这些现象，但在研究和应用中存在诸多瓶颈：第一，势函数难以用解析式表示；第二，不易选出合适的控制变量，因为初等突变模型仅有 4 个控制变量，而生态系统实际有 n 个控制变量；第三，突变区域难以量化；第四，原始数据难以获取，如地壳运动参数、深海涡流数据等；第五，某些控制变量本身存在突变现象 (如气象信息等) 难以预测，这些困难严重影响着突变理论的应用。

　　以赵惠燕教授为首的研究团队自 20 世纪 80 年代起就开始研究突变理论与应用，在《科学通报》发表的文章是她们研究工作的开端。通过近 40 年来的不断探索与实践，不仅解决了上述难点问题，而且给出了突变模型 7 种类型的解析式；并通过 40 多年的田间调查实验数据和环境因子数据，确定了相应的控制变量；量化了突变区域与临界阈值；研究结果应用于昆虫生态系统和有害生物生态管理并有所发现和创新。我对此深感欣慰：作为生物学家、昆虫学家和生态学家，他们不论是在突变理论研究巅峰还是低谷都能长期坚持不懈，难能可贵。

　　该书中，不仅有突变模型的构建、突变性质分析、参数估计方法的研究，还有这些模型在有害生物生态系统中的实际应用案例及验证；不仅有专家教授的研究探索，还有年轻一代的博士、硕士的发现、创新。所以，本书是赵惠燕教授团队近40 年突变理论研究与应用的总结与升华。该书的问世，是希望更多的生物数学研究者进入该领域，更好地拓展此领域的研究。

　　数学是一门先导学科。任何一门科学只要和数学结合起来，那么这门学科犹如插上了翅膀飞速发展。分子遗传学和系统生态学就是因为近代与数学紧密结合起来得以迅速发展，成为生物科学的两大前沿：一个以生物组织、细胞、染色体、DNA为研究对象从分子微观水平探索生命奥秘；另一个以个体、种群、群落为研究对象从生态系统宏观基础上解释生命现象。赵惠燕教授团队的研究显示了数学的巨大作用。

很乐意为该书写序。

陈兰荪

中国科学院数学与系统科学研究院研究员

2019 年 11 月 6 日于北京

序 二

在农田生态系统中存在有大量有害生物以及它们的天敌和中性昆虫，生物多样性十分丰富。其中有害生物亚群落中对农业生产有关的病虫害就有上千种，重要的病虫害种类超过 120 多种，它们的突然暴发或突然销声匿迹给农业生产带来意想不到的后果。特别是外来入侵的病虫害与杂草，在入侵地突然暴发、肆意危害，给农业生产带来巨大的损失。尤其是全球气候变化对生物造成强大的、新的选择压力，有时导致农业重要病虫害发生规律和种群数量产生变异，带来巨大的生物灾害，给有害生物的生态管理和预测预报带来新的挑战。

西北农林科技大学赵惠燕教授带领的学术团队针对农业生产中有害生物生态管理的实际问题，从 20 世纪 80 年代开始研究有害生物生态管理系统中的突变理论，并将研究结果用于病虫害预测预报、有害生物生态管理和生物控制，取得了显著成绩，在有害生物生态管理方面独树一帜。他们的研究曾获得陕西省生物数学学会的奖励与专家的好评。

突变是生态系统的基本特性，传统的微积分及统计学方法难以描述其规律，突变理论能解释这些现象，但在研究和应用中会有很多困难。首先对于生物学家需要大量数学基础，包括映射理论、拓扑学、奇点理论等等；而对于数学家来说，要具有扎实和广博的生物学、生态学知识，单方面的知识结构难以突破突变理论用于有害生物生态管理系统。以赵惠燕教授为首的学术团队，将两个学科紧密地结合起来，在 40 多年研究与实践的基础上，总结而成该专著。

我作为老一辈昆虫学者和植物保护研究者，有幸拜读该书，深感观点与内容新颖，在农田有害生物生态系统研究与系统控制理论研究和实践应用方面有较大的突破，在该书付梓之前，乐于述为序，希望看到有更多的有害生物生态管理与系统控制及突变理论研究成果不断涌现，有更多这方面研究的青年一代俊杰茁壮成长。

袁峰

西北农林科技大学教授

2019 年 7 月 20 日于杨凌

序　三

突变也称灾变，是生态系统特别是农业生态系统的基本特性，传统的微积分及统计学方法难以描述其规律。突变理论能解释这些现象，但在研究和应用中有五大困难严重阻碍着突变理论的研究和应用，成为国际突变研究中难以攻克的热点问题。

赵惠燕教授及其研究团队将生物学和数学两大学科交叉并紧密地结合起来，在研究突变理论的同时将其应用于有害生物生态管理与系统控制中，突破了国际上突变理论研究的瓶颈，解决了上述突变理论的困难，在国内外重要期刊 *Ecological Modelling*、《生态学报》等发表突变理论研究与应用论文 50 多篇，培养了一批从事突变理论研究与应用的年轻科研人员，特别是培养了一些优秀的国外留学生从事突变理论与应用研究。从该书的作者组成和撰写过程可以看出，青年一代已经成长起来。该书不仅具有较高的理论水平，而且具有非常实用的应用价值。其出版不仅可以推动并提高我国突变理论研究和应用水平，更能提升我国学术研究在国际上的学术影响力。

该书的最大特点是突变理论的国际领先性和有害生物生态管理与系统控制的实用性。尽管书中数学内容较多、公式推导较为复杂，但有数学功底的学者理解并不难；而生物学家的主要目的是应用，是通过数据分析找出突变区域、边界和阈值，从这两个目的出发，该书条理清晰、文笔流畅，实用性较强。

该书著者赵惠燕教授从事有害生物生态管理与系统控制研究 40 余年，主持国家自然科学基金项目、高校博士点基金项目、中德农业合作项目、中美农业合作项目等 58 项，具有非常扎实的数学功底和有害生物生态管理的理论与实践经验，发表研究论文 352 篇，出版专著、教材数十本。她主编并由科学出版社出版的《昆虫研究法》《昆虫生态学与害虫预测预报》等书籍被重印多次。

以往，突变理论研究与应用受限于数据的来源和处理，随着计算机科学的发展，特别是大数据时代的到来，为突变理论研究与应用搭建了新的更加宽广的平台，很高兴看到该书的出版、很乐意为该书作序。

袁志发

西北农林科技大学教授

2019 年 7 月 20 日于杨凌

序　四

农业生态系统中存在有大量病原微生物亚群落、有益微生物亚群落、中性微生物亚群落，以及害虫亚群落、害虫的天敌和中性昆虫亚群落，其中重要的病虫害种类超过 120 多种，它们的突然暴发或灾变给农业生产带来巨大损失。尤其是全球气候变化对病虫害造成强大的新的选择压力，导致农业重要病虫害发生规律、种群数量产生变化，带来巨大的生物灾害，给有害生物的生态管理和预测预报带来新的挑战。

当今信息学的飞速发展和大数据时代的到来，生物科学特别是植物病虫害的发生发展和灾变与众多环境因子有关，必须和数学结合起来，将如此浩瀚的数据进行规律分析，建立数学模型。就植物病害来讲，它的发生发展不仅涉及病原传播源地的各种生态位，而且，其传播过程和发展也受到温度、光照、湿度、寄主分布，以及病原基数等多种因子影响。赵惠燕教授团队主要以害虫为研究对象，将 40 多个控制变量转化为数个复合控制变量，建立突变模型，分析害虫发生的条件、暴发的阈值，将动态防治指标真正落到实处。研究显示了数学巨大的、不可估量的作用，在有害生物生态管理方面独树一帜。他们的研究多次获得生物数学学会的奖励与专家的好评。

尽管突变模型研究取得了实质性的进展，但还存在许多应用中的难题，包括控制变量的选择、势函数的表出、映射理论、拓扑学、奇点理论的分析及稳定性分析等。

作为同龄人和植物病害以及植物保护研究者，拜读该书后，深感观点与内容新颖，在农田有害生物生态系统研究与系统控制理论研究与实践应用方面会有较大的突破。在该书付梓之前，期待着研究成果尽快应用于病害灾变区域、临界值和预测。

是为序。

康振生

中国工程院院士、西北农林科技大学教授

2019 年 7 月 20 日于杨凌

前　　言

用数学模型描述自然现象是科学研究的一种基本方法。自从微积分创建以来，人们习惯用微分方程来描述自然现象，并且运用这些方法成功建立了各种模型、解决了很多实际问题。然而，自然界中还存在大量由连续的运动导致不连续的突变现象，如地热的渐变运动和地壳的渐变运动导致火山爆发、地震、泥石流发生；大气运动与海洋动力学驱动导致的海啸、台风等。这些现象在用传统描述连续运动的微积分方法解释时遇到了前所未有的困难。突变理论正是在这种情况下产生的，并很快在地质、矿产、交通、经济、生物等领域研究与应用。

突变是生物学普遍存在的现象。微观生物系统的突变 (mutation) 与宏观生态系统的突变 (catastrophe)，前者是生物学概念，后者是数学概念。由各种渐变或极端环境条件导致 DNA 分子的突变、细胞分裂、转座子的跳跃；生态系统中，有害生物的突然暴发或突然销声匿迹等，如果用数据量化表示，都具有突变特性，无不包含着突变机理，也都可以用突变理论来解释。那么，有害生物为什么会突然暴发或突然销声匿迹，其规律如何？其突变区域又在哪里？如何在其突变临界到来之前准确预报，以及如何建立病虫害突变模型等？这些问题的解决不仅在数学研究中具有重要的理论意义，而且对农业生产和有害生物生态管理具有非常重要的实用价值。

农业病虫草鼠害是农业生产中重要的有害生物，是影响农产品产量和品质的重要因素。据联合国粮食及农业组织 (FAO) 统计，全世界每年害虫造成的损失为粮食总产的 14%，因病害造成的损失为 11%，因草害造成的损失为 10%。病虫害一般形态微小，繁殖快，繁殖系数高，特别是其典型的 R 生态对策，使得该类群在农林业生产上常常突然暴发，造成严重危害。为了防治病虫害，生产上常大量使用化学农药，造成环境污染、产生抗药性、次要病虫害大发生等。因此，建立符合有害生物生态管理的突变模型、研究其突变区域，不仅可为病虫害的大暴发原因提供理论支持，更重要的是可为突变理论的实际应用提供依据。

本书根据突变理论初等变换的 7 种类型分为 9 章。第 1 章绪论，第 2 章折叠突变模型及在有害生物生态管理中的应用，第 3 章尖角突变模型及在有害生物生态管理中的应用，第 4 章燕尾突变模型及在有害生物生态管理中的应用，第 5 章椭圆型脐点突变模型及在有害生物生态管理中的应用，第 6 章蝴蝶突变模型及在有害生物生态治理中的应用，第 7 章双曲型脐点突变模型及在有害生物生态管理中的应用，第 8 章抛物型脐点突变模型及在有害生物生态管理中的应用，第 9 章突变理论在农田生态系统控制中的应用。

本书是作者研究的结晶,其中包括 14 位硕士研究生、3 位博士研究生的工作和贡献。本书承蒙中国生物数学学会理事长陈兰荪研究员推荐、审定并作序;中国昆虫学会名誉理事长西北农林科技大学袁峰教授,以及西北农林科技大学生物数学研究所名誉所长袁志发教授和中国工程院院士康振生教授作序,在此作者表示由衷的感谢,并对本书的所有贡献者也致以衷心的感谢。

限于作者的水平和突变理论研究所限,书中可能存在疏漏和不足之处,真诚盼望专家、学者和读者不吝赐教。

作　者

2019 年 6 月 30 日

目　　录

第 1 章　绪论 ……………………………………………………………… 1

1.1　突变理论研究历史 …………………………………………………… 1

1.2　初等突变理论基础知识 ……………………………………………… 3

    1.2.1　突变理论基本概念 ……………………………………………… 3

    1.2.2　7 种初等突变特性和几何形状 ………………………………… 4

    1.2.3　突变理论的基本特征 …………………………………………… 10

    1.2.4　高等突变及发展 ………………………………………………… 12

    1.2.5　奇点理论概述 …………………………………………………… 12

    1.2.6　突变理论的现代数学观点 ……………………………………… 13

    1.2.7　突变论的数学局限 ……………………………………………… 14

    1.2.8　关于突变理论的不同观点 ……………………………………… 14

    1.2.9　研究各种初等突变几何性质的步骤 …………………………… 15

1.3　突变理论在生物学方面的研究现状与发展 ………………………… 16

    1.3.1　国外有关突变论应用于生物学方面的研究 …………………… 16

    1.3.2　国内有关突变论应用于生态学方面的研究 …………………… 17

1.4　突变理论在有害生物生态系统应用中的瓶颈 ……………………… 19

1.5　突变控制的研究与应用现状 ………………………………………… 21

    参考文献 ………………………………………………………………… 23

第 2 章　折叠突变模型及在有害生物生态管理中的应用 ……………… 27

2.1　基于经验方法的麦蚜种群折叠突变模型的建立与分析 …………… 27

    2.1.1　麦田生态系统中蚜虫类昆虫数量的突变现象 ………………… 27

    2.1.2　模型建立 ………………………………………………………… 28

    2.1.3　模型解释 ………………………………………………………… 30

2.2　基于分析方法的麦蚜生态系统折叠突变模型的建立与分析 ……… 31

    2.2.1　模型建立与分析 ………………………………………………… 31

    2.2.2　蚜虫管理模型的建立与定性分析 ……………………………… 35

2.3　小结 …………………………………………………………………… 38

    参考文献 ………………………………………………………………… 38

第 3 章　尖角突变模型及在有害生物生态管理中的应用 ⋯⋯⋯⋯⋯⋯⋯⋯ 39
　3.1　有害生物两类尖角突变模型的建立与分析 ⋯⋯⋯⋯⋯⋯⋯⋯⋯⋯ 39
　　3.1.1　基于经验方法的麦蚜生态系统尖角突变模型的建立与分析 ⋯⋯ 39
　　3.1.2　基于分析方法的农田生态系统尖角突变模型的建立与分析 ⋯⋯ 41
　　3.1.3　害虫种群管理模型的建立与优化控制 ⋯⋯⋯⋯⋯⋯⋯⋯⋯ 48
　3.2　尖角突变模型在麦田蚜虫生态管理中的应用 ⋯⋯⋯⋯⋯⋯⋯⋯ 53
　　3.2.1　具有天敌半饱和参数的麦蚜生态系统的改进模型 ⋯⋯⋯⋯⋯ 53
　　3.2.2　尖角突变模型的建立 ⋯⋯⋯⋯⋯⋯⋯⋯⋯⋯⋯⋯⋯⋯⋯ 54
　　3.2.3　数据处理 ⋯⋯⋯⋯⋯⋯⋯⋯⋯⋯⋯⋯⋯⋯⋯⋯⋯⋯⋯ 55
　　3.2.4　参数估计 ⋯⋯⋯⋯⋯⋯⋯⋯⋯⋯⋯⋯⋯⋯⋯⋯⋯⋯⋯ 56
　　3.2.5　具有天敌半饱和系数的麦蚜生态系统突变模型的实际应用效果 ⋯ 58
　3.3　尖角突变模型在天敌–猎物种群生态系统中的应用 ⋯⋯⋯⋯⋯⋯ 60
　　3.3.1　生态模型及突变分析方法 ⋯⋯⋯⋯⋯⋯⋯⋯⋯⋯⋯⋯⋯ 60
　　3.3.2　突变性质分析 ⋯⋯⋯⋯⋯⋯⋯⋯⋯⋯⋯⋯⋯⋯⋯⋯⋯ 61
　3.4　尖角突变模型在棉田有害生物生态管理中的应用 ⋯⋯⋯⋯⋯⋯ 64
　　3.4.1　棉田苗蚜生态系统尖角突变模型及尖角区域分析 ⋯⋯⋯⋯⋯ 64
　　3.4.2　应用尖角区域制订棉花苗蚜动态防治指标 ⋯⋯⋯⋯⋯⋯⋯ 68
　3.5　尖角突变模型在病虫害预测预报中的应用 ⋯⋯⋯⋯⋯⋯⋯⋯⋯ 69
　　3.5.1　农业病虫系统尖角突变模型的数学表达 ⋯⋯⋯⋯⋯⋯⋯⋯ 69
　　3.5.2　农田病虫害尖角突变模型的应用 ⋯⋯⋯⋯⋯⋯⋯⋯⋯⋯⋯ 70
　　3.5.3　尖角突变模型应用过程中的特点 ⋯⋯⋯⋯⋯⋯⋯⋯⋯⋯⋯ 72
　附录 ⋯⋯⋯⋯⋯⋯⋯⋯⋯⋯⋯⋯⋯⋯⋯⋯⋯⋯⋯⋯⋯⋯⋯⋯⋯ 73
　参考文献 ⋯⋯⋯⋯⋯⋯⋯⋯⋯⋯⋯⋯⋯⋯⋯⋯⋯⋯⋯⋯⋯⋯⋯ 76
第 4 章　燕尾突变模型及在有害生物生态管理中的应用 ⋯⋯⋯⋯⋯⋯⋯ 78
　4.1　有害生物燕尾突变模型的建立与分析 ⋯⋯⋯⋯⋯⋯⋯⋯⋯⋯⋯ 78
　　4.1.1　种群动态模型的建立 ⋯⋯⋯⋯⋯⋯⋯⋯⋯⋯⋯⋯⋯⋯⋯ 78
　　4.1.2　种群动态模型的燕尾突变分析 ⋯⋯⋯⋯⋯⋯⋯⋯⋯⋯⋯⋯ 79
　　4.1.3　燕尾突变模型分析 ⋯⋯⋯⋯⋯⋯⋯⋯⋯⋯⋯⋯⋯⋯⋯⋯ 80
　　4.1.4　燕尾突变模型的应用解释 ⋯⋯⋯⋯⋯⋯⋯⋯⋯⋯⋯⋯⋯ 84
　　4.1.5　燕尾突变模型的突变性质分析 ⋯⋯⋯⋯⋯⋯⋯⋯⋯⋯⋯⋯ 84
　4.2　燕尾突变模型的定性分析 ⋯⋯⋯⋯⋯⋯⋯⋯⋯⋯⋯⋯⋯⋯⋯ 86
　　4.2.1　燕尾突变模型的平衡点稳定性分析 ⋯⋯⋯⋯⋯⋯⋯⋯⋯⋯ 86
　　4.2.2　燕尾突变模型的平衡曲面分析 ⋯⋯⋯⋯⋯⋯⋯⋯⋯⋯⋯⋯ 90

4.3　燕尾突变模型的参数估计 ·· 90

4.4　燕尾突变模型在麦田麦蚜生态管理中的应用 ··················· 92

4.4.1　麦蚜生态系统存在的问题描述 ······································· 92

4.4.2　燕尾突变模型的建立 ·· 93

4.4.3　基于温度、湿度及作物生长环境最大容量的麦蚜生态系统燕尾突变模型

的分析及应用 ·· 96

参考文献 ·· 98

第 5 章　椭圆型脐点突变模型及在有害生物生态管理中的应用 ··············100

5.1　引言 ···101

5.1.1　捕食者–猎物系统 ···101

5.1.2　捕食者–猎物种群相互作用的动态模型 ·····················101

5.1.3　捕食者与猎物系统的平衡点及稳定性 ·······················103

5.1.4　二元函数极值判别 ···106

5.2　害虫–天敌捕食系统的椭圆型脐点突变模型建立与脐点分析 ···106

5.2.1　害虫–天敌捕食系统模型的建立 ································106

5.2.2　椭圆型脐点突变模型的建立 ·······································107

5.2.3　椭圆型脐点突变模型临界区域和临界点 (分歧点) 分析 ···110

5.2.4　害虫与天敌捕食系统的椭圆突变分析与应用 ···············114

5.3　椭圆型脐点突变模型性质在生态系统分析中的应用 ·············114

5.3.1　椭圆型脐点突变模型的简化分析 ·······························115

5.4　猕猴桃园中节肢动物群落演替的椭圆型脐点突变模型研究及稳定性

分析 ··118

5.4.1　猕猴桃园中节肢动物群落的数据统计与分析 ···············118

5.4.2　猕猴桃园中节肢动物群落椭圆型脐点突变模型的建立与分析 ···119

5.4.3　猕猴桃园中节肢动物群落演替与突变分析 ···················122

5.5　未来椭圆型脐点突变模型的研究问题 ··································123

参考文献 ··124

第 6 章　蝴蝶突变模型及在有害生物生态治理中的应用 ·····················126

6.1　有害生物蝴蝶突变模型的建立 ··126

6.1.1　害虫种群动态模型的建立 ··126

6.1.2　蝴蝶突变模型的建立 ··127

6.2　蝴蝶突变模型突变形式的讨论 ··128

6.2.1　蝴蝶突变模型当 $t = u = 0$ 时的分歧点集和势函数 ···128

6.2.2　蝴蝶突变模型当 $u = 0, t > 0$ 时的分歧点集和势函数 ···131

　　6.2.3　蝴蝶突变模型当 $u=0,t<0$ 时的分歧点集和势函数 ·············131

　6.3　害虫种群动态的蝴蝶突变特征 ·····································133

　6.4　蝴蝶突变模型的定性分析 ···134

　　6.4.1　蝴蝶突变模型当 $u=0,t \geqslant 0$ 时的定性分析 ···············136

　　6.4.2　蝴蝶突变模型当 $u=0,t<0$ 时的定性分析 ···············138

　6.5　蝴蝶突变现象发生的条件 ···146

　　6.5.1　蝴蝶突变模型当 $u=0,t \geqslant 0$ 时的平衡曲面截面分析 ·······147

　　6.5.2　蝴蝶突变模型当 $u=0,t<0$ 时的平衡曲面截面分析 ·······148

　6.6　蝴蝶突变模型在麦田蚜虫生态治理中的应用 ·······················151

　　6.6.1　害虫种群系统处在区域 I ·····························153

　　6.6.2　害虫种群系统处在区域 II ·····························153

　　6.6.3　害虫种群系统处在区域 V ·····························153

　　6.6.4　害虫种群系统处在区域 VI ·····························153

　参考文献 ···154

第 7 章　双曲型脐点突变模型及在有害生物生态管理中的应用 ···········155

　7.1　双曲型脐点突变模型的分歧点集 ··································155

　7.2　双曲型脐点突变模型的平衡点个数及其稳定性分析 ··················156

　　7.2.1　$w=0$ ···156

　　7.2.2　$w \neq 0$ ···158

　7.3　双曲型脐点突变模型突变情况分析 ································162

　7.4　双曲型脐点突变模型的应用 ······································163

　参考文献 ···163

第 8 章　抛物型脐点突变模型及在有害生物生态管理中的应用 ···········164

　8.1　抛物脐点突变模型 ···165

　8.2　抛物型脐点突变模型的分歧点集 ··································166

　　8.2.1　$t>0$ ···166

　　8.2.2　$t=0$ ···167

　　8.2.3　$t<0$ ···168

　8.3　抛物型脐点突变模型的平衡曲面的稳定性分析 ·····················169

　　8.3.1　$w=-4/5,t=-3/5$ ································170

　　8.3.2　$w=-\sqrt{2}/3,t=-4/3$ ·························172

　　8.3.3　$w=0,t=-1$ ····································172

　　8.3.4　$w=3/5,t=-4/5$ ································173

　　8.3.5　$w=4/5,t=-3/5$ ································174

　　8.3.6　$w=\sqrt{391}/20,t=-3/20$ ·······················175

8.4　抛物线型脐点突变模型的应用前景分析 ······················177

参考文献 ··177

第 9 章　突变理论在农田生态系统控制中的应用 ···················178

9.1　农田生态系统有害生物生态管理的系统观 ···················178

9.1.1　病虫害的定义 ··179

9.1.2　如何树立生态系统观念 ··179

9.2　农田生态系统的突变控制研究 ································181

9.3　突变理论在生物多样性中的应用 ································182

参考文献 ··183

后记 ···184

第1章 绪 论

用数学模型描述自然现象是科学研究的一种基本方法。自微积分创建以来, 人们习惯用微分方程来描述自然现象, 用其建立各种模型并解决很多实际问题。然而, 自然界中存在大量由连续运动导致的不连续的突变现象, 如地热和地壳渐变运动导致的火山爆发、地震和泥石流; 大气运动与海洋驱动导致的海啸和台风; 各种渐变极端环境导致的 DNA 分子突变、害虫暴发等。这些现象用传统描述连续运动的微积分方法遇到了前所未有的困难[1-6]。突变理论正是在这种情况下产生的, 并很快在地质 (各种地质灾害)、矿产 (如瓦斯爆炸等矿难)、沙漠化、火山爆发、生物灾变等领域开展了研究[7-17]。

突变是生物学普遍存在的现象, 如 DNA 分子突变、细胞分裂、转座子的跳跃; 生态系统中, 有害生物的突然暴发或突然销声匿迹, 等等, 无不包含着突变机理。那么, 有害生物为什么会突然暴发或突然销声匿迹, 其规律如何, 其突变区域又在哪里, 如何在其突变到来之前准确预报, 以及如何建立病虫害种群数量突变模型等, 这些问题的解决不仅在数学研究中具有重要的理论意义, 而且对农业生产和有害生物生态管理具有非常重要的实用价值。

农业病虫草鼠害是农田生态系统中重要的有害生物, 是影响农产品产量和品质的重要因素。据联合国粮食及农业组织 (FAO) 统计, 全世界每年害虫造成的损失约为粮食总产的 14%, 因病害造成的损失约为 11%, 因草害造成的损失约为 10%。由于病虫一般形态微小, 繁殖快, 繁殖系数高, 特别是其典型的 R 生态对策, 使得该类群在农林业生产上常常突然暴发, 造成严重危害。为了防治病虫害, 生产上常大量使用化学农药, 造成严重的环境污染、产生抗药性、次要病虫害大发生等。因此, 建立符合有害生物生态管理的突变模型、研究其突变区域, 不仅可为病虫害的大暴发原因提供理论支持, 更重要的是可为突变理论的实际应用提供依据。

1.1 突变理论研究历史

自然界中各种现象的数学描述依赖于连续性、不连续性和离散现象的相互作用。奇点 (singularity)、分叉 (bifurcation) 和突变 (catastrophe) 是用来描述从光滑、连续的结构中产生离散结构的不同术语。其中突变与遗传学中的突变 (mutation) 不同: 一个是数学概念, 另一个是生物学概念。针对自然界中存在的大量由连续运动导致不连续的突变现象, 用传统微积分方法难以解释, 而突变理论是研究上述现象的有力工具, 它以拓扑学为基础, 研究系统在平衡状态下临界点的性态, 描述由逐渐变化的力量或运动而导致突然变化的现象。由 Poincaré 提出的结构稳定性、动态稳定性和临界集等是突变理论的数学渊源之一。1930 年出现的 Morse 引理成为突变理论的重要数学基础。1955 年美国数学家 Whitney 发表的《曲面到平面的映射》一文奠定了光滑映射的奇点理论基础[18]; 20 世纪 60 年代, Thom 和 Zeeman 用拓扑学方法研究突变理论, 并在建立和解释模型时, 运用微分同胚的概念, 总结出突变模型的 5 个特征: 突跳、滞后、发散、不可达性、多模态性; 1969 年法国数学家 Thom 撰写的专著《结构稳定性和形态发生学》研究了数学中的结构稳定与形态运动的联系, 首次将突变一词引入数学中, 并系统地阐述了突变理论, 给出了常见突变现象的数学模型, 标志着突变理论的创立[3]。随后英国数学家 Zeeman 将 Thom 的一部分理论广泛应用于解释各种社会和生物现象。虽然 Thom 和 Zeeman 对突变理论的看法并不相同, 其中 Thom 重视理论探讨, Zeeman 更注重实际应用的具体结果, 但他们被共同认为是突变理论的先驱者[8]。

从基础理论上讲, 突变理论是在微分方程的定性理论、分叉理论、奇点理论和拓扑学的基础上创立和发展起来的, 其最早的数学起源应该是 Whitney 关于光滑映射的奇点理论和 Poincaré 关于动力系统的分歧理论[8]。Thom 和 Zeeman 运用拓扑理论的动态系统去模拟自然界 (尤其生物学) 中的不连续变化现象, 创立了研究系统不连续状态以及奇点性质的一门新兴的数学分支学科。Thom 证明了当控制变量不多于 4 个时, 突变理论可归结为 7 种基本类型的模型。突变理论刚一出现就立即引起国际学术界广泛关注, 并很快在地质 (各种地质灾害)、矿产 (如瓦斯爆炸等矿难)、沙漠化、火山爆发、生物灾变等领域开展了研究[7-17]。在 20 世纪 70 年代突变理论风靡一时, 突变论与控制论、信息论并列成为当时的"新三论"。

突变理论自产生以来已成功地应用到地学和力学[19,20]。在医学、生物学及社会科学的应用中也取得了意想不到的成功[21]。而在综合评价中突变理论也提供了一种新的研究思路和方法[22]。随着突变理论在各学科中的应用和发展, 其在生态学中的应用也取得了丰硕成果[23-57]。

突变理论创立近 50 多年来, 在理论及其应用上都取得了长足的发展。突变理论中由原来只有 4 个控制变量决定的 7 种基本突变模型发展到更多控制变量的高等突变模型。在应用方面, 应用突变论可以设计许多解释模型, 如经济危机模型, 它表现经济危机在暴发时是一种突变, 并且具有折叠型突变的特征, 而在经济危机后的复苏则是缓慢的, 它是经济行为沿着"折叠曲面"缓慢滑升的渐变。此外, 还有"战争爆发模型""社会舆论模型""人的习惯模型""对策模型""攻击与妥协模型", 等等。

1.2　初等突变理论基础知识

突变是指在系统演化过程中, 某些变量的连续逐渐变化最终导致系统状态的突然变化, 即从一种稳定的状态跃到另一种稳定的状态。

1.2.1　突变理论基本概念

1. 势与状态变量、控制变量的关系

在热力学系统中, 势是自由能, 由系统演化的方向决定; 在力学系统中, 势是相对保守的位置能; 在社会领域, 势是系统采取某种趋向的能力; 在生物学中, 势是系统受控制变量影响, 使得状态变量表现的一种结果。在生态系统中, 势由系统各个组成部分的相对关系、相互作用及系统与环境的相对关系决定, 因此系统势可以通过系统的状态变量 (如生态系统中作物产量、害虫数量等) 和外部控制参量 (如光、温、湿、降水量等) 描述系统行为。

2. 奇点

在突变论中, 把某一平滑函数的位势导数为零的点称为定态点。定态点在不同的条件下有不同的分类, 当 $n = 1$ 时, 有 3 种类型: 极大值点、极小值点和拐点。特别是在某些定态点附近, 连续变化能够引起不连续的结果, 此时的定态点称为奇点, 由这样的点组成的集合就是奇点集。

3. 分歧点集

由奇点集投影到控制空间中得到, 即将奇点集消去全部状态变量, 它是控制空间中所有使 V 的形式发生变化的点的集合。

4. 吸引子

吸引子是系统趋向的一个极限状态, 该极限状态可以是封闭迹线, 也可以是更为复杂的图形。这些极限点的连通集被称为系统的一个吸引子。如果系统有多个互不相交的吸引子, 那么它们将处于相互竞争的状态, 有可能破坏分解为多个吸引子, 从而走向分叉。

5. 分裂引理

设 $f(x_1, x_2, \cdots, x_n)$ 是临界点在原点的 n 个独立变量的函数, 则函数 f 和它的一阶偏导数在原点均为零, 那么 f 的 Hesse 矩阵为

$$\begin{bmatrix} \dfrac{\partial^2 f}{\partial x_1^2} & \dfrac{\partial^2 f}{\partial x_1 \partial x_2} & \dfrac{\partial^2 f}{\partial x_1 \partial x_3} & \cdots & \dfrac{\partial^2 f}{\partial x_1 \partial x_n} \\ \dfrac{\partial^2 f}{\partial x_2 \partial x_1} & \dfrac{\partial^2 f}{\partial x_2^2} & \dfrac{\partial^2 f}{\partial x_2 \partial x_3} & \cdots & \dfrac{\partial^2 f}{\partial x_2 \partial x_n} \\ \vdots & \vdots & \vdots & & \vdots \\ \dfrac{\partial^2 f}{\partial x_n \partial x_1} & \dfrac{\partial^2 f}{\partial x_n \partial x_2} & \dfrac{\partial^2 f}{\partial x_n \partial x_3} & \cdots & \dfrac{\partial^2 f}{\partial x_n^2} \end{bmatrix}$$

若 Hesse 矩阵的秩是 n, 则存在一个坐标变换, 使得

$$f = a_1 x_1^2 + a_2 x_2^2 + \cdots + a_n x_n^2 + 高次项$$

其中 $a_i = \pm 1$, $i = 1, 2, \cdots, n$, 此时 f 的结构是稳定的。

若 Hesse 矩阵的秩是 $n - r$, 则存在一个坐标变化, 使得

$$f = a_{r+1} x_{r+1}^2 + a_{r+2} x_{r+2}^2 + \cdots + a_n x_n^2 + 高次项$$

其中 $a_i = \pm 1$, $i = r+1, r+2, \cdots, n$, 此时 f 的结构是不稳定的。而结构不稳定性只局限于变量 $x_1, x_2, \cdots, x_r$, 从而可只根据这些变量来分析, 其余变量 $x_{r+1}, x_{r+2}, \cdots, x_n$ 均可以忽略。

6. 不同类型约定

(1) 理想延迟约定: 当势能出现其他极小值而导致新的平衡位置时, 系统保持原来的平衡位置不动, 只当原来的极小值消失时它才突然跳跃到另一个平衡位置。

(2) Maxwell 约定: 系统总是转移到使它的势全局极小的稳定平衡位置。

1.2.2　7 种初等突变特性和几何形状

按照 Thom 的分类理论, 当控制变量不超过 4 个, 状态变量不超过 2 个时, 突变模型可为 7 类: 折叠 (fold)、尖角 (cusp)、燕尾 (swallowtail)、蝴蝶 (butterfly)、椭圆型脐点 (elliptic umbilic)、双曲型脐点 (hyperbolic umbilic)、抛物型脐点 (parabolic)。

1. 折叠突变模型

折叠突变的势函数为

$$V(x) = x^3 + ux \tag{1.1}$$

其中 x 是状态变量, u 是控制变量, 相空间是二维空间 (x, u)。

平衡曲面 M 方程为

$$\frac{\mathrm{d}V(x)}{\mathrm{d}x} = 3x^2 + u = 0 \tag{1.2}$$

奇点集 S 为

$$\begin{cases} 3x^2 + u = 0 \\ 6x = 0 \end{cases} \tag{1.3}$$

分歧点集为

$$u = 0 \tag{1.4}$$

平衡曲面及分歧点集示意图见图 1.1。

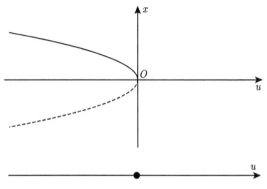

图 1.1　折叠突变模型的平衡曲面和分歧点集

2. 尖角突变模型

尖角突变的势函数为

$$V(x) = x^4 + ux^2 + vx \tag{1.5}$$

其中 x 是状态变量, u, v 是控制变量, 相空间是三维空间 (x, u, v)。

平衡曲面 M 方程为

$$\frac{\mathrm{d}V(x)}{\mathrm{d}x} = 4x^3 + 2ux + v = 0 \tag{1.6}$$

奇点集 S 为

$$\begin{cases} 4x^3 + 2ux + v = 0 \\ 12x^2 + 2u = 0 \end{cases} \tag{1.7}$$

分歧点集为

$$8u^3 + 27v^2 = 0 \tag{1.8}$$

平衡曲面及分歧点集示意图见图 1.2。

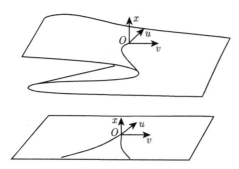

图 1.2   尖角突变模型的平衡曲面和分歧点集

3. 燕尾突变模型

燕尾突变的势函数为

$$V(x) = x^5 + ux^3 + vx^2 + wx \tag{1.9}$$

其中 x 是状态变量, u, v, w 是控制变量, 相空间是四维空间 (x, u, v, w)。

平衡曲面 M 方程为

$$\frac{\mathrm{d}V(x)}{\mathrm{d}x} = 5x^4 + 3ux^2 + 2vx + w = 0 \tag{1.10}$$

奇点集 S 为

$$\begin{cases} 5x^4 + 3ux^2 + 2vx + w = 0 \\ 20x^3 + 6ux + 2v = 0 \end{cases} \tag{1.11}$$

分歧点集为

$$u(1296u^3 + 2160v^2)w - 5760u^2w^2 + 6400w^3 = v^2(108u^3 + 135v^2) \tag{1.12}$$

分歧点集示意图见图 1.3。

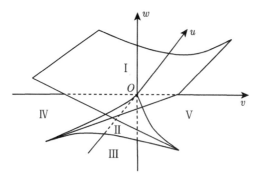

图 1.3   燕尾突变模型的分歧点集

4. 蝴蝶突变模型

蝴蝶突变的势函数为

$$V(x) = x^6 + tx^4 + ux^3 + vx^2 + wx \tag{1.13}$$

其中 x 是状态变量, t, u, v, w 是控制变量, 相空间是五维空间 (x, t, u, v, w)。

平衡曲面 M 方程为

$$\frac{\mathrm{d}V(x)}{\mathrm{d}x} = 6x^5 + 4tx^3 + 3ux^2 + 2vx + w = 0 \tag{1.14}$$

奇点集为

$$\begin{cases} 6x^5 + 4tx^3 + 3ux^2 + 2vx + w = 0 \\ 30x^4 + 12tx^2 + 6ux + 2v = 0 \end{cases} \tag{1.15}$$

分歧点集为

$$u(3456t^3u^2 + 19683u^4 - 13824t^4v - 102060tu^2v + 80640t^2v^2 - 172800v^3)w$$
$$+ (13824t^5 + 89100t^2u^2 - 86400t^3v + 182250u^2v + 144000tv^2)w^2$$
$$- 202500tuw^3 + 84375w^4$$
$$= v^2(1152t^3u^2 + 6561u^4 - 4096t^4v - 31104tu^2v + 24576t^2v^2 - 36864v^3) \tag{1.16}$$

平衡曲面及分歧点集示意图见图 1.4。

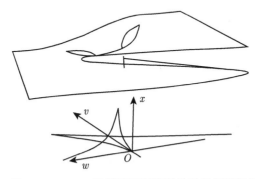

图 1.4 当 $u = 0, t < 0$ 时蝴蝶突变模型的平衡曲面和分歧点集

5. 椭圆型脐点突变模型

椭圆型脐点突变势函数为

$$V(x, y) = \frac{1}{3}x^3 - xy^2 + w(x^2 + y^2) - ux + vy \tag{1.17}$$

其中 x, y 是状态变量, u, v, w 是控制变量, 相空间是五维空间 (x, y, u, v, w)。

平衡曲面 M 方程为

$$\begin{cases} \dfrac{\partial V(x,y)}{\partial x} = x^2 - y^2 + 2wx - u = 0 \\ \dfrac{\partial V(x,y)}{\partial y} = -2xy + 2wy + v = 0 \end{cases} \tag{1.18}$$

奇点集为

$$\begin{cases} x^2 - y^2 + 2wx - u = 0 \\ -2xy + 2wy + v = 0 \\ 4(w^2 - x^2 - y^2) = 0 \end{cases} \tag{1.19}$$

分歧点集为

$$v^4 + v^2(2u^2 + 24uw^2 + 18w^4) = -u^4 + 8u^3w^2 - 18u^2w^4 + 27w^8 \tag{1.20}$$

分歧点集示意图见图 1.5。

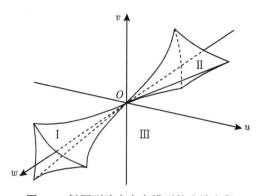

图 1.5　椭圆型脐点突变模型的分歧点集

6. 双曲型脐点突变模型

双曲型脐点突变势函数为

$$V(x,y) = x^3 + y^3 + wxy - ux - vy \tag{1.21}$$

其中 x, y 是状态变量, u, v, w 是控制变量, 相空间是五维空间 (x, y, u, v, w)。

平衡曲面 M 方程为

$$\begin{cases} \dfrac{\partial V(x,y)}{\partial x} = 3x^2 + wy - u = 0 \\ \dfrac{\partial V(x,y)}{\partial y} = 3y^2 + wx - v = 0 \end{cases} \tag{1.22}$$

奇点集为

$$
\begin{cases}
3x^2 + wy - u = 0 \\
3y^2 + wx - v = 0 \\
36xy - w^2 = 0
\end{cases}
\tag{1.23}
$$

分歧点集为

$$
w^2(-256v^3 - w^6) = -768u^2v^2 + 256u^3w^2 - 96uvw^4
\tag{1.24}
$$

分歧点集示意图见图 1.6。

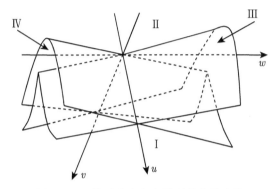

图 1.6　双曲型脐点突变模型的分歧点集

7. 抛物型脐点突变模型

抛物型脐点突变势函数为

$$
V(x,y) = y^4 + x^2y + wx^2 + ty^2 - ux - vy
\tag{1.25}
$$

其中 x, y 是状态变量, t, w, u, v 是控制变量, 相空间是六维空间 (x, y, t, w, u, v)。

平衡曲面 M 方程为

$$
\begin{cases}
\dfrac{\partial V(x,y)}{\partial x} = 2xy + 2wx - u = 0 \\[2mm]
\dfrac{\partial V(x,y)}{\partial y} = 4y^3 + x^2 + 2ty - v = 0
\end{cases}
\tag{1.26}
$$

奇点集为

$$
\begin{cases}
2xy + 2wx - u = 0 \\
4y^3 + x^2 + 2ty - v = 0 \\
x^2 - (y + w)(6y^2 + t) = 0
\end{cases}
\tag{1.27}
$$

分歧点集为

$$3125u^6 + u^4(7500tv - 12000t^2w - 27000vw^2 - 2400tw^3 - 1728w^5)$$
$$+u^2(864t^5 + 3300t^2v^2 - 1920t^3vw - 10800v^3w + 4992t^4w^2 + 15120tv^2w^2$$
$$+6528t^2vw^3 + 23424t^3w^4 + 65232v^2w^4 + 13824tvw^5 + 6144t^2w^6 + 13824vw^7)$$
$$= 128t^3v^3 + 432v^5 + 768t^4v^2w + 2592tv^4w + 1536t^5vw^2 + 5184t^2v^3w^2$$
$$+1024t^6w^3 + 4992t^3v^2w^3 + 5184v^4w^3 + 6144t^4vw^4 + 20736tv^3w^4$$
$$+6144t^5w^5 + 20736t^2v^2w^5 + 6144t^3vw^6 + 20736v^3w^6 + 12288t^4w^7$$
$$+41472tv^2w^7 + 8192t^3w^9 + 27648v^2w^9 \tag{1.28}$$

当 w 固定时, 可得分歧点集示意图见图 1.7。

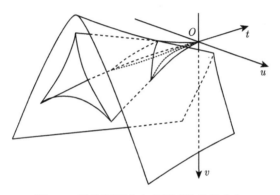

图 1.7　抛物型脐点突变模型的分歧点集

1.2.3　突变理论的基本特征

在系统势函数未知的情况下, 根据系统表现的外部状态来判断一个系统是否可以用突变模型来描绘, 需要找出突变指征, 主要有如下 5 个, 以尖角突变为例。

1. 突跳性

采用理想延迟约定时, 系统由一个消失的极小跳到全局极小或另一个极小, 其位势的数值有一个不连续的变化, 见图 1.8(a); 采用 Maxwell 约定时, 其位势的数值是连续变化, 但其导数不连续, 见图 1.8(b)。即使不采用上述两种约定, 也就是介于以上两种约定所对应的极限情况之间, 突跳也总是意味着位势值将在很短的时间内有一个巨大的变化, 在图 1.9 中表现为路径 1, 即当控制变量到达 B 点时, 状态变量会从 B' 点突跳至 B'' 点。

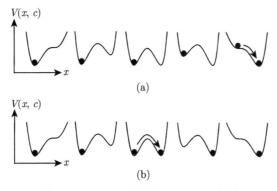

(a)

(b)

图 1.8 理想延迟约定和 Maxwell 约定

2. 发散性

在退化临界点尖角附近, 控制变量的微小变化可能导致状态变量终值的很大变化。例如图 1.9 中的路径 2 和路径 3, 控制变量的微小差别, 导致状态变量一个位于平衡曲面的上叶 (C''), 另一个位于平衡曲面的下叶 (D')。

3. 滞后性

由第一个局部极小值向第二个局部极小值的控制变量位置与由第二个局部极小跃向第一个局部极小时的控制变量位置不同。例如, 在图 1.9 中, 路径 1 的逆转过程, 当控制变量到达 B 点时, 状态变量不会从 B'' 点突跳回至 B' 点, 只有当控制变量到达 A 点时, 状态变量才会由 A'' 点突跳至 A' 点。若系统遵循 Maxwell 约定, 就不会出现滞后现象。

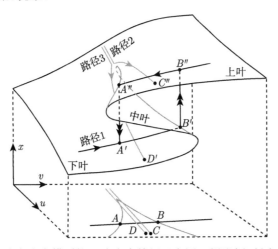

图 1.9 尖角突变模型的 5 个突变特征示意图 (彩图请扫封底二维码)

4. 不可达性

系统有一个不稳定的平衡位置, 即一个 Morse · l 鞍点 ($l > 0$, 当 $l = n$ 时是极大值点)。若位势 V 的局部极小值点多于一个, 则它至少是一个不稳定的 Morse · l 鞍点, 平衡曲面中叶是不稳定的平衡点 (图 1.9)。

5. 多模态性

系统中可能出现两个或多个不同状态, 即系统的位势对于控制参数的某些范围可能有两个或多个极小值点, 在图 1.9 中, 尖角区域内存在两个平衡态, 即平衡曲面上叶和下叶。

1.2.4　高等突变及发展

1977 年, 英国数学家 Zeeman 证明当控制变量不超过 5 个时, 共有 11 种基本突变模型, 当控制变量大于 5 个时, 则有无穷多个突变模型[5]。一般来说, 如果系统模型的势函数未知, 可通过判断系统是否符合 5 大突变特征 (突跳性、发散性、滞后性、不可达性、多模态) 来确定是否可以用突变模型来研究。

1.2.5　奇点理论概述

美国数学家 Whitney 在 1955 年发表的论文《曲面到平面的映射》, 奠定了光滑映射的奇点理论的基础。

一个曲面到一个平面的映射将曲面的每一个点对应于平面上的点, 如果曲面上的点用曲面上的坐标 (x_1, x_2) 表示, 平面上的点用 (v_1, v_2) 表示, 那么映射由如下函数组给出

$$\begin{cases} y_1 = f_1(x_1, x_2) \\ y_2 = f_2(v_1, v_2) \end{cases}$$

如果函数都是任意阶可微的, 则映射是光滑的。

Whitney 发现, 在一般情况下, 只有如下两种类型的奇点保持稳定, 即在物体的微小运动或者投影方向的细小变化之下奇点依然存在, 其他类型的奇点都会发生分解。

第一种为折叠, 即球面投影到赤道上的点。假设以赤道上的任意一点为原点, 建立一个曲面坐标系, 投射

$$\begin{cases} y_1 = x_1^2 \\ y_2 = x_2 \end{cases}$$

将球面投影到平面, 这个原点将在投射的扰动下保持稳定, 如图 1.10(a) 所示。

第二种为尖角, 可由与图 1.10(b) 类似的曲面投影到平面而得到。假设曲面用空间坐标 (x_1, x_2, y_1) 表示, 曲面方程为 $y_1 = x_1^3 + x_1 x_2$, 平面坐标为 (x_2, y_1), 在局部坐标下此投射由下式给出

$$\begin{cases} y_1 = x_1^3 + x_1 x_2 \\ y_2 = x_2 \end{cases}$$

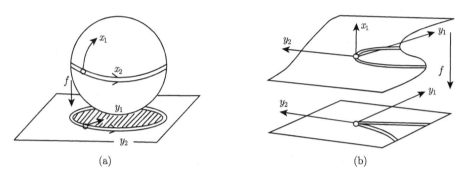

(a)   (b)

图 1.10 曲面到平面上投影的奇异性

在水平投影面上, 可看到一条带有尖角的曲线, 其中尖角的顶端是坐标系的原点。这条曲线将平面划分为两个部分: 较大部分和较小部分。较大部分的点只有一个逆像, 较小部分的点有三个逆像, 曲线上的点则有两个逆像。当平面上的点从较小部分趋近这条曲线时, 三个逆像中的两个将合二为一, 此处的奇点为折叠, 而趋近尖角则所有三个逆像都将重合为一点。Whitney 证明了尖角是稳定的, 即受到微小扰动的映射在尖角的一个合适邻域内和在恰当的坐标系中, 仍然可以用原来映射公式表示。他还证明了在一个合适的扰动之下, 曲面到平面光滑映射下的每一个奇点都可以分解成一些折叠点和尖角。

在 Whitney 工作之后, 奇点理论发展迅猛, 它不仅融合了微分几何、代数几何、拓扑学、交换代数和复空间理论等抽象数学分支, 而且融入了动力系统的稳定性理论、平衡态的分岔理论、波动光学和几何光学等实用数学分支。Thom 和 Zeeman 认为, 应将奇点理论及其应用统称为突变理论。

因为光滑映射无处不有, 所以它们的奇点也无处不在。又由于 Whitney 理论提供了一般情况下映射奇点的重要信息, 因此可以利用这些信息对科学领域中大量各种各样的现象进行研究。Arnold 认为, 这个简单的想法就是突变理论的思想来源。

1.2.6 突变理论的现代数学观点

突变理论中所运用的"横截性"概念和映射的奇点理论被公认为是很有数学价值的[58]。"横截性"思想很早就有, 但在 Pontryagin 和 Whitney 那里得到很大发

展。Thom 将这个概念通过喷射的横截性 (transversality of jet) 理论纳入他的突变理论体系。一个光滑映射的横截性是指: 假设一个映射 $f \in C^r(R', R'')$ 被称为在点 $x \in \mathbf{R}^n$ 横截 M, 其中流形 $M \in \mathbf{R}^m$, 如 $f(x) \notin M$ 或者 M 在 $f(x)$ 处的切空间 R'' 与在 x 的切空间在 $Df(x)$ 的像是横截的, 也就是满足

$$Df(x) \cdot T_x\mathbf{R}^n + T_{f(x)}M = T_{f(x)}\mathbf{R}^m$$

如果这个映射在任意一点 $x \in \mathbf{R}^n$ 都横截 M, 则称这个映射是横截 M 的[59]。横截性概念能够衍生出很多理论, 尤其是当 $f(x)$ 是其他阶映射的导映射 (或喷射, jet map) 时, 这些想法导致了对奇点理论的研究, 正是 Thom 在 Whitney 工作之后, 从根本上发展了奇点理论。现在已发现: 满足横截性的映射组成了某个合适函数空间的稠密开子集。另外, 横截性经常被用来说明相关模型具有鲁棒性 (robustness), 鲁棒性是指在扰动下模型的性质保持不变。横截性的这种“抗扰动”性暗示着也许能够在“光滑”模型中发现横截性的存在。因此, 从这个角度说, 了解横截性和尖角突变这样的模型, 对于数学建模来说是很重要的, 尤其是对以经典理论的观点来研究分岔理论的人们, 需要学习一下这些现代的数学观念。

1.2.7 突变论的数学局限

设 M 表示过程状态流形, 并假设 M 是紧的; $D(M)$ 表示 M 的向量场空间。如果不能确定局部动力场 X 是否只有有限个吸引子进行竞争, Thom 的理论将是不合理的。但实际上, Newhouse 证明, 在 $D(M)$ 中存在一种开基质 (open substrate), 使得具有无穷多吸引子的场在其中稠密。另外, 从其空间的局部拓扑来看, 也不能确定“几乎所有的”吸引子都是结构稳定的, 这样由任意一种动力场来确定形态发生的过程几乎是做不到的。

初等突变论模型是建立在局部奇点基础上, 因而本质上也是局部的。在这些模型中, 映射 g 将基空间 S 映射到奇点的一个万有开折 U, 就可得到 S 中的一个可观察形态。理论上, g 需要满足和万有突变集 K 在 U 中横截等假设条件。如果不能控制好 g 的构造, 突变模型是不可能给出定性预测的。实际上, g 的控制是一个还没有得到完全解决的问题。

另外, 突变的时空集也有一些局限性。还有在应用上也存在一定困难, 如势函数难以用解析式表出、不易选出合适的控制变量、突变区域难以量化、系统的原始数据难以获取、气候等一些控制变量本身存在突变现象。

1.2.8 关于突变理论的不同观点

对于究竟什么是突变理论, 研究者们看法迥异, 其中比较有代表性的至少有三种观点, 分别来自 Thom 本人、Zeeman 和 Arnold, 这些观点的梳理将有助于对突

变理论内涵的理解。

Thom 认为, 初等突变和奇点理论只是突变理论的一部分, 而完整的突变理论应包括对于所有光滑依赖于参数的对象族, 突发行为是怎样产生的数学理论, 如向量场的分岔理论应包含其中。但实际上, 在 Thom 期望的理论中, 只有光滑映射的奇点理论具有数学完备性。

Arnold 认为, 突变理论其实是关于光滑映射的奇点理论。在数学领域, 奇点理论公认是正确的。奇点理论在弹性稳定性和波传播过程中出现的焦散面等现象的应用是没有争议的。因此奇点理论作为数学中的一个完整部分, 其应用是可靠的。

Zeeman 着眼于突变理论的具体应用, 他用"初等突变"模型来描述很多不连续、突变的现象。具体来讲, 每个初等突变由势函数的退化程度较轻的奇点、该函数的一个展开, 以及表示这个函数的分岔点集组成。尖角突变模型是其使用得最多的模型, 用来研究诸如狗的攻击行为、两国之间发动战争、股票市场的暴跌等现象。正是 Zeeman 提出了"突变理论"这一名词, 并且首创了控制变量和状态变量两个术语。他通过这种方式宣传突变理论并且在当时造成了很大的影响。

1.2.9 研究各种初等突变几何性质的步骤

步骤 1 给出描述系统全局性质的势函数 V。显然, 它可能是多元函数也可能是一元函数, 为方便叙述, 下面一般以 $V(x)$ 为例进行说明。

步骤 2 找出方程 $\nabla_x V = 0$ 定义的所有平衡点所组成的"曲面", 即平衡曲面 M, 上式中的下标 x 表示梯度, 它是对 V 中状态变量 x 而言。应该注意, 曲面 M 是由 V 的全部临界点组成的, 即系统的全部平衡点(稳定的或其他的)组成的。

步骤 3 找出奇点集 S, 它是由 V 的全部退化临界点组成的 M 的一个子集, 而退化临界点满足条件:

$$\begin{cases} \nabla_x V = 0 \\ \Delta = \det[H(V)] = 0 \end{cases} \tag{1.29}$$

式中 $H(V)$ 是 V 的 Hesse 方阵。

当状态变量只有一个时, 势函数的 Hesse 阵的行列式为: $\partial^2 V/\partial x^2$。

步骤 4 找出分歧点集(bifurcation set)B, 即将 S 投影到控制空间 C 中(通过由定义 S 的方程消去全部状态变量即可)。显然, B 是控制空间 C 中所有使 V 形式发生变化的点的全体。

步骤 5 决定在 C 中每点上 V 的形式, 这只需对由 C 所分成的各个区域中选取代表点进行讨论即可。

1.3   突变理论在生物学方面的研究现状与发展

突变理论应用有两种方式: ① 分析方式; ② 经验方法。

针对分析方式, 有下面三种。

(1) 动力系统的平衡位置分析: 主要包括梯度动力学系统、牛顿动力学系统和哈密顿动力学系统。

(2) 李雅普诺夫函数的临界点分析。

(3) 类比分析。

针对经验方式, 常用的两种方法如下。

(1) 数据拟合: 把实验数据用一个突变曲面方程或分叉集方程来拟合, 然后可以做出定性乃至定量的分析。

(2) 定性拟合: 根据突变特征建立一个合适的突变模型, 然后可作定性预测。在社会科学中应用大致属于这一类。

结合上述应用方式, 总结出突变理论应用的两种基本途径。

途径 1   定性分析及模型描述。一般用突变模型的一些特征如突变性、滞后性等来描述和解释实际研究问题中出现的突变和滞后等现象。

途径 2   将系统特性转化为突变模型分析。通过数据拟合得到动力学方程, 然后转化为突变模型, 再利用突变理论进行定性分析。如果系统按照本身的机制已有演化方程, 可将其转化为突变模型进行分析。

国内外有关突变理论在生物学方面的研究相当广泛, 不仅在生物医学领域, 而且在社会学、生态学也应用广泛。

1.3.1   国外有关突变论应用于生物学方面的研究

Jones 是最早应用突变理论研究生态系统的研究者之一。他以加拿大森林生态系统中的云杉卷叶蛾为研究对象, 以幼虫密度为状态变量, 以森林中可利用的叶簇为控制变量, 构造出折叠突变模型 [24]。而 Casti 则以幼虫的密度为状态变量, 以枝条密度及捕食强度为控制变量, 构造出了尖角突变模型, 对此系统进行了定量分析, 并用突变模型去解释和分析云杉卷叶蛾突变现象及采取防治措施中出现的种种迹象[25]。Jones 和 Walters 用突变理论来研究渔场管理系统, 以鱼群体的大小为状态变量, 以船队的大小和捕鱼的效率为控制变量, 对南极鳍鲸群体的大小变化进行解释, 为渔场提供预防性的政策措施并制定出适应性的管理办法[26]。Bazin 和 Saunders 用尖角突变模型描述害虫–捕食者生态系统时, 以捕食者生物体积密度为状态变量, 以被捕食者生物体积密度和时间为控制变量, 建立了害虫–捕食者生态系统的尖角突变模型, 分析捕食者在系统中的控制作用[27]。Loehle 在牲畜–草场生态系统的研究中, 通过对植被生长和消费平衡方程的推导得出了以植物单位面积的蓄积量为状态变量, 以食草强度和降雨量为控制变量的尖角突变模型[28], 此外又建立了该生态系统的蝴蝶突变模型 (状态变量是一维, 控制变量是四维)[29]。Tainaka 也都在原有模型的基础上构造突变模型来解释生态学中的突变现象[30,31]。Hooley 和 Cohn 在研究次生林地上的植被生长情况时, 以影响植被状态的光照强度和可分离钾为控制变量, 以植被状态作为状态变量构造出尖角突变模型[32]。由于研究突变模型的难点在于收集充分而精确的数据来确定方程的平衡曲面, 并用来做数值预测, 而他们的这种直接利用数据描点, 从直观上观察、建模的方法也是突变建模方法之一。Ma 和 Bechinski 以俄罗斯二尾蚜的内禀增长率为状态变量, 以温度与植物生长阶段为控制变量, 构造了尖角突变模型, 分析了尖角突变区域, 用试验数据证明了蚜虫种群具有突变特性[33]。

综合上述国外研究可以发现, 有关种群生态学中突变模型的研究大多数是描述性的, 主要研究不同种群系统中各因素间互相影响和相互作用的关系及机理, 用于帮助人们清楚分析系统的变化, 看到状态的不连续变化是由哪些控制因素、通过怎样的相互作用引起的。另外, 突变理论在综合评价相互作用、相互影响中也提供了一些新的研究思路和方法。

1.3.2 国内有关突变论应用于生态学方面的研究

国内学者主要从以下三个方面把突变模型应用于生态学研究。

(1) 用突变模型的性质如突变性、滞后性、发散性等特征来描述和解释实际研究问题中出现的突变、滞后和发散等现象。这些研究一般为定性分析, 对了解实际研究对象的变化过程和趋势有一定的帮助, 可以用来解释研究对象之所以发生这些现象的机理。如兰仲雄和马世骏用尖角突变模型分析蝗害系统, 以飞蝗发生的面积及密度作为状态变量, 以 "改" (改造蝗区的自然面貌) 和 "治" (迅速压低虫密度的措施) 为控制变量对此系统进行了定性分析[34]。王海波和金沙以蚜虫有翅型比例为状态变量, 以植物 (蚕豆苗) 生理状态、有效叶面积为控制变量, 建立了蚜虫与蚕豆苗系统的尖角突变模型, 并以此解释有翅蚜产生的突变规律[35]。然而这种方法只是描述和解释性的, 没有进行定量分析, 不能从数量上找到突变发生时控制变量的临界值, 所以在应用中不能提供具体精确的管理依据。

(2) 用实际数据通过主分量、多元回归等方法确定出系统中的主要影响因子, 并将其作为控制变量 (一般为复合变量) 构造一种突变模型的平衡曲面方程, 然后通过分歧点集方程确定出突变区域, 进行实际研究和应用。赵惠燕等运用主分量分析方法, 提取气象因素和天敌状况为控制变量, 昆虫种群动态为状态变量构造出尖角突变模型; 用实测资料数据确定出突变区域并给出了实测资料中不同年份有害昆虫种群所处的状态 (稳定安全区、潜在危害区及稳定危害区); 同时根据尖角突变的尖角型曲线确定出了有害昆虫的动态防治指标, 为有害昆虫的预测及综合治理提供了依据[36-41]。这种方法把突变模型直接应用于实际, 用数据确定出了突变域, 对突变理论的实际应用贡献很大, 但没有模型构造, 使得应用时需要进行坐标变换, 数据处理时计算比较复杂。

(3) 根据研究对象的自身特点先建立一个动态模型, 使动态模型达到平衡, 推出突变模型的平衡曲面方程, 再根据该平衡曲面方程推出与之相对应的一种标准突变模型; 然后根据得出的突变模型对原研究对象进行具体分析。如翟连荣等通过对 Logistic 模型的修改, 推导出最简单的折叠突变模型, 以种群密度作为状态变量, 环境因素为控制变量, 通过此模型可阐明若干生物种群生产力规律问题[42]。赵惠燕等在此模型的基础之上对小麦蚜虫生态系统进行了分析, 用突变论对蚜虫数量在施药后的骤变现象给予分析和解释[43,44]。张青通过建立森林蓄积生长模型和采伐模型, 并使两个模型达到平衡, 从而构造出突变模型的平衡曲面方程; 根据所考虑控制变量数量的不同, 分别构造出折叠和尖角模型, 并利用突变模型讨论了森林资源蓄积量的问题[45]。李典谟等用 Allee 效应分析种群增长, 建立了具有 Allee 效应的折叠突变模型[46]。赵学达等建立了天敌胁迫下害虫种群动态模型, 并从该模型推出了尖角突变模型; 再根据尖角突变模型的突变区域对有害昆虫的种群所处状态进行分析和解释, 并对参数进行了灰色估计[47,48], 这种方法在确定突变区域的应用上不需要进行坐标转化, 直接用数据计算模型中控制变量的值, 再根据分歧点集方程就可确定出研究对象所处状态, 但在选择数据进行应用时对数据和模型都有较高的要求。

以上三种方面各有其优点和不足, 应用时视具体情况而定。

应用突变模型研究生态问题的目标是找出控制变量发生突变时状态变量的临界值。由于生态学研究对象的复杂性和不确定性, 应用于生态学中的突变模型大多是低维模型, 以折叠和尖角突变为主, 尤其是尖角突变模型应用较多。而更高维的突变模型, 涉及更多控制变量、更多状态变量, 如燕尾突变模型、椭圆突变模型等, 具有三个或三个以上控制变量和两个状态变量的研究鲜有报道。目前就高等突变模型仅在社会科学和一些工程学科 (如物理工程、岩土力学等) 中有应用, 在种群生态学领域也取得了一些成果, 具体如下。

魏雪莲等以作物状况、气象因素及天敌为三种控制变量, 以害虫种群数量动态为状态变量, 构建了符合种群动态规律的燕尾突变模型 (图 1.3); 通过对燕尾突变模型的突变形式、突变发生区域及平衡曲面的分析, 解释了种群数量动态中的突变现象; 并具体对燕尾突变的分歧点集所分各个控制区域的系统势函数形式和平衡点情况进行了分析, 说明了害虫种群数量发生突变的条件和机理, 为实际应用提供理论依据[49]。同时, 根据稳定性理论对所建立的捕食者与害虫种群系统的平衡点存在性及平衡点的稳定性进行了研究。Piyaratne 等利用魏雪莲等建立的燕尾突变模型模拟蚜虫数量动态, 应用计算机进行模拟计算, 建立了预测方程[50]。此类研究属于上述第一、第三方面内容。

李建峰等以作物状况、气象条件、人为因素为控制变量 (三个控制变量), 创建了以害虫种群动态和天敌种群动态为状态变量 (两个状态变量) 的椭圆型脐点模型 (图 1.5); 并用突变分析方法解释害虫和天敌数量动态中的突变现象; 同时, 根据平衡曲面方程求解出平衡点的个数, 并对害虫与天敌平衡点的性质进行分析, 用李雅普诺夫 (Lyapunov) 方法和图示法等来判断生态系统的稳定性; 对害虫为害的临界点集、控制变量的控制区域和平衡点情况进行了分析; 发现了在不同控制区域, 生态系统的稳定状态不同且呈现出相间情况, 控制点经过分歧点集曲面时, 平衡点的数量不成对的变化, 表现出生态系统稳定状况的复杂性与规律性; 他们还用椭圆型突变模型对陕西省猕猴桃园节肢动物群落演替和系统稳定性进行了研究[51]。此类研究属于上述第三方面内容。

Wu 等分析了从 Thom 的理论本身到突变理论的应用过程, 研究了突变理论的应用条件, 主要结果有: ① 建立了受环境容纳量、气候条件、天敌捕食和农药 4 个综合控制变量共同影响下蚜虫种群动态模型, 改进了 Logistic 模型; ② 在种群动态达到平衡状态时, 导出了环境容纳量、气候条件、天敌捕食和农药 4 个综合控制变量影响下麦蚜数量动态的蝴蝶突变模型; ③ 应用实际数据, 采用 B 样条参数估计方法实现了对蝴蝶突变模型的参数估计, 取得了良好的拟合效果; ④ 对蝴蝶突变模型不同区域的稳定性进行了分析, 并结合西北农林科技大学昆虫生态实验室收集的田间蚜虫相关数据进行验证, 所建的蝴蝶突变模型预测出数据中蚜虫数量的"突跳"行为[52]。李祯等以天敌、气象环境因素、农药及植被状况为四维控制变量, 以种群数量动态为状态变量, 建立了害虫种群动态蝴蝶突变模型 (图 1.4); 对蝴蝶突变分歧点集所分各个控制区域的系统势函数形式和平衡点情况进行了分析; 利用蝴蝶突变模型的性质分析害虫种群数量发生突变的条件和机理; 同时利用蝴蝶突变的性质描述了害虫种群数量变化中的突跳和滞后等现象[53]。此类研究也属于上述第一方面内容。

由此可知, Lockwood, Ouimet, 以及 Leohle, Saunders, Catsti, Jones, Ma 等[13-15,23-29,33] 和李典谟[46]、兰仲雄[34]、翟连荣[42]、赵惠燕[36-41,43,44]、张青[16,45]、王海波等[35]、赵学达[47,48]、魏雪莲[49]、Piaratne[50,53-55], 以及李建峰、李祯[52,56,57] 等对突变理论在生态学中的研究与发展做出了重要贡献。

1.4 突变理论在有害生物生态系统应用中的瓶颈

尽管突变理论的实际应用研究起步较晚, 但已有初步的确定性模型, 在应用突变理论研究昆虫生态系统中取得了一些可喜成果的同时也存在一些瓶颈问题, 如赵惠燕等建立了重要病虫害尖角突变模型并应用于农业病虫害预测预报中, 回测效果好, 预测效果差[36-41]。Ma 等根据俄罗斯二尾蚜的实验数据建立了尖角突变模型, 但未能对现实中多种控制变量控制的蚜虫种群突变现象进行预测[33]。魏雪莲、Piaratne、李祯和吴问其等分别建立害虫种群动态的燕尾突变模型和蝴蝶突变模型, 并对模型的性质和突变区域进行了分析, 但缺乏应用实例或数据单薄。李建峰等建立了猕猴桃园节肢动物群落椭圆型突变模型, 初步分析了群落演替过程中害虫灾变规律, 但参数估计尚缺乏理论依据[49-53,59]。张良等对害虫入侵的突变问题进行了初步分析, 但缺乏突变现象的理论模型构建[60]。

就全球范围而言, 用突变模型研究害虫生态学问题的研究报道仅 100 余篇, 大多数突变模型是描述性的, 即通过模型了解环境控制因素与状态间的关系, 解释生物现象, 而确定性模型很是少见。整体性、系统性、全局性的研究未见报道, 因而难以真正用于实践。主要原因如下。

(1) 影响生态系统的环境控制变量多, 有的控制变量之间存在交互作用, 因而难以区分和确定, 使得建模遇到困难;

(2) 突变模型的势函数难以用解析式表出, 影响数据拟合、检验, 以及突变理论的应用;

(3) 超维突变区域难以解析和量化, 参数估计缺乏理论依据和普遍性;

(4) 直接用数据拟合突变模型的平衡曲面方程, 由于欠缺模型的构造, 使得试验数据需要经过坐标变换才能应用于预测;

(5) 某些控制变量本身也存在突变现象, 增加了突变理论及应用的难度;

(6) 在现有科学技术条件下, 有些系统数据资料无法或难以获得 (如地震、火山爆发、泥石流等), 这些困难严重地影响和制约着国内外突变理论的应用。

农业生态系统是相对稳定的生态系统, 农业害虫是农田生态系统的重要组成部分, 种群数量变动具有突变性。如何以生态系统的理论确定控制变量、建立突变模型、进行参数估计和开展害虫暴发预测, 不仅具有重要的理论意义, 而且具有十分重要的实践价值。农业害虫也是农业产量和品质降低的重要因素之一。因此, 建立符合害虫生态系统的突变模型、研究其突变区域, 不仅可为昆虫大暴发的原因提供理论支持, 更重要的是为突变理论的实际应用提供依据与框架。

相对于地震、火山爆发、泥石流等研究领域, 以有害生物种群动态研究突变理论的应用问题具有以下几方面优势。

(1) 病虫害种群状态变量和控制变量相对容易确定。

(2) 个体小、易饲养, 特别是其 R 生态对策, 因而实验种群与田间种群试验数据易于获得。

(3) 突变区域相对容易量化。加上百年历史资料和多年田间调查数据, 建立并完善有害生物生态系统的燕尾、蝴蝶、椭圆、双曲和抛物等类型的确定性突变模型就有可能: 用室内不同控制变量条件下的试验并检验突变模型, 比较自然与控制实验条件下突变模型,洞悉潜藏的突变预测机理,可丰富突变理论。

(4) 可综合运用非线性方法、稳定性理论、灰色理论、模糊理论、人工神经网络等方法并结合计算机模拟,研究和确定害虫系统超维突变模型的突变区域,分析害虫暴发的超维临界状况。

(5) 探索和完善超维突变模型参数估计的理论与方法,已有成功的经验[50,53]。

(6) 以实际资料对害虫种群突变进行预测,可创新害虫突变预测新方法。

(7) 创制突变预测软件,也有成功案例。通过上述研究解决突变论在生态学应用中存在的瓶颈问题和害虫暴发预测难题;随着互联网、大数据的不断改进升级,这些问题的研究不仅可以提高我国在突变理论研究领域的研究水平,而且还会提高我国在国际上的学术声誉。

1.5　突变控制的研究与应用现状

微积分学所提供的数学方法已能圆满地处理许多应用领域连续而平滑的变化过程,但突变理论主要用来揭示连续变化过程中不连续的变化结果。

控制理论经历了 20 世纪 20 年代的古典控制理论和 60 年代的现代控制理论,至今已得到显著发展,在工业过程、航空航天、船舶工程、生态等领域得到了广泛应用。随着突变理论的创立,带有突变现象的复杂系统控制使控制理论面临着严峻的挑战,并使基于突变理论的控制系统研究越发引起一些学者的关注。21 世纪初,考虑到自动控制原理中传递函数和突变理论中势函数的相似性,孙尧等首次将突变理论引入控制系统的定量研究和描述中,提出了突变控制技术的概念,形成了突变控制理论的基本雏形。突变控制是在非线性系统中设计对于突变的控制机制,使其成为一种可控现象,以达到人们期望的目标。突变控制目标有两种:一是突变控制,即在保持系统原平衡点的条件下,为系统建立有益突变;二是反突变控制,即延迟或抑制系统中原有的有害突变[61]。针对上述目标,人们提出了不同的控制方法,如状态反馈突变控制法、冲失滤波器辅助反馈突变控制法、基于非线性多项式函数的突变控制法、基于分支理论的突变控制法等[62-65]。

突变控制理论从无到有经历了十余年的发展历程,已形成了基本研究框架,但仍是具有突变机制的非线性系统的一个全新方向,在显示出广阔应用前景的同时,已取得了一些重要研究成果。

1. 在医学方面的应用

针对人体心脏的快收缩、慢舒张运动,孙尧等首先利用计算机成像技术证实人体心脏运动具有突变性;其次利用系统辨识方法,根据输出随输入的变化趋势推算模型,建立具有突变现象的人工心脏控制系统模型;再将该模型与突变模型相比较推断突变类型, 从仿真实验结果看该模型符合人体心脏的运动规律, 取得了令人满意的效果, 对定量分析诊断冠心病等心脏病具有重要的应用价值[61]。

2. 在船舶、导航等工程方面的应用

早期汤丽平等以突变理论为基础, 结合控制理论研究了状态反馈突变控制法、冲失滤波辅助反馈突变控制法和基于多项式函数的突变控制法等, 并成功将一些控制理论应用于船舶、导航等工程研究中, 如他们在分析潜艇水平面和垂直面非线性运动方程基础上, 建立了垂直面运动突变控制模型; 结合泰勒 (Taylor) 级数展开和中心流形定理, 利用状态反馈完成对控制模型的稳定性分析, 促进了突变控制理论框架的形成[62]。随后王晓玢等针对导致动力系统发生突变现象的不同分支类型, 如静态分支和动态分支等, 提出了基于分支理论的突变控制法, 并结合滑模控制方法、非线性耦合方法等设计控制器研究潜器控制问题, 有效地抑制了突变现象的发生, 保证了潜器近水面航行和船舶航行的安全性[63,64]。针对水雷出水时在出水点处发生的突变现象, 肖敏建立了水雷出水运动模型; 利用微分几何方法对模型进行精确线性化; 结合滑模变结构单控制器和组合控制器设计姿态跟踪控制器, 保证了水雷出水时的稳定性, 提高了目标攻击的精准性[66]。此外, 还有一些突变控制方法, 如神经网络自适应控制、多尺度控制等方法也被应用于此领域控制问题的研究中[67,68]。

3. 在电机工程中的应用

基于电机工程系统中存在的突变现象, 如在开关磁阻电机系统中三种控制方式 (电流斩波控制、电压斩波控制、单脉冲控制) 切换时, 会导致转矩突变现象, 马志国等采用增加预置补偿器方法消除突变, 实现了电机运行的平稳切换[69]。

4. 在网络系统中和交通网络中的应用

随着社会和经济的发展, 互联网负荷越来越重, 经常在临界边缘附近运行, 当其受到异常攻击或大规模登录时, 流量会发生突变, 针对这一现象, 梁红杰利用自适应控制方法对突变流量进行初步控制; 然后引入延时环节找出闭环极点的位置, 完成对突变流量的高效性管理[70]。

当公路上的车辆丧失稳定性时就会发生突变, 如交通拥堵现象。黄艳国从交通拥堵特性出发, 以交通密度为状态变量, 流量和交通波速为控制变量, 建立交通管理突变模型, 结合模糊控制方法对系统参数进行自适应调整, 提高了模型的预测精度, 可为应对交通拥堵问题提供有效控制策略[71]。

5. 在生态系统中的应用

众所周知, 生物种群始终处于不断变化过程中, 由于振荡幅度小不至于影响其持续生存性, 也不会引起人们对其世代相传的异议。然而某些种群如昆虫种群的暴发和突然灭绝会对其周围环境造成深刻的、有时是不可挽回的影响。针对麦蚜数量生态系统出现的暴发现象, 赵立纯等考虑防治成本建立具有脉冲效应的种群控制模型, 利用优化脉冲控制原理设计控制器在有效管理害虫种群同时, 维持了种群的多样性, 为麦蚜数量的有效管理提供一定参考。

尽管如此, 突变控制在生态领域的应用尚属起步阶段, 还需更多人长期的努力, 为生态系统控制问题的研究开辟了新途径, 也拓宽了突变控制理论应用的新领域。

总之, 人们对各领域突变现象的关注使得突变控制理论得到了快速发展, 相信随着突变控制理论体系的不断完善, 会有更多领域的学者参与到突变控制问题的研究中来。

参 考 文 献

[1] Thom R. Structural Stability and Morphogenesis: An Outline of a General Theory of Models. New York: Benjamin, 1975.

[2] Thom R. 结构稳定性与形态发生学. 成都: 四川教育出版社, 1992.

[3] Thom R. 突变论: 思想和应用. 周仲良, 译. 上海: 上海译文出版社, 1989.

[4] Zeeman E C. Catastrophe theory. Scientific American, 1976, 234(4): 65-83.

[5] Zeeman E C. Catastrophe Theory: Selected Papers, 1972-1977. Boston: Addison-Wesley Publishing Company, 1977.

[6] Arnold V I. Catastrophe Theory. Heidelberg: Springer-Verlag, 1984.

[7] 凌复华. 突变理论及其应用. 上海: 上海交通大学出版社, 1987: 83-95.

[8] Arnold V I. 突变理论. 陈军, 译. 上海: 商务印书馆, 1992.

[9] Pakes A G. Limit theorems for the population size of a birth and death process allowing catastrophes. Journal of Mathematical Biology, 1987, 25(3): 307-325.

[10] Dushoff J, Huang W Z, Castillo-Chavez C. Backwards bifurcations and catastrophe in simple models of fatal diseases. Journal of Mathematical Biology, 1998, 36(3): 227-248.

[11] Gopalsamy K, Zhang B G. On a neutral delay logistic equation. Dynamics and Stability of Systems, 1988, 2: 183-195.

[12] Zhang Q, Meng X Y. Catastrophe theory model of optimal forest stocking. Forestry Studies in China, 2000, 2(1): 50-53.

[13] Lockwood D R, Lockwood J A. Application of Catastrophe Theory to Population Dynamics of Rangeland Grasshoppers. Berlin: Springer-Verlag, 1989: 268-277.

[14] Lockwood J A, Lockwood D R. Rangeland grasshopper (Orthoptera: Acrididae) population dynamics: Insights from catastrophe theory. Environmental Entomology, 1991, 20(4): 970-980.

[15] Lockwood J A, Lockwood D R. Catastrophe theory: A unified paradigm for rangeland ecosystem dynamics. Journal of Range Management, 1993, 46(4): 282-288.

[16] 张青, 何龙. 用突变模型研究森林蓄积的稳定性. 北京林业大学学报, 1999, 21(3): 58-63.

[17] 郭绍礼, 齐文虎, 李立贤. 应用突变模型研究沙漠化过程的演变——以东北地区为例. 地理学报, 1982, 37(2): 183-193.

[18] Whitney H. On singularities of mappings of euclidean spaces. I. Mappings of the plane into the plane. Annals of Mathematics, 1955, 62(3): 374-410.

[19] 孙强, 刘天霸, 秦四清, 等. 斜坡失稳的燕尾突变模型. 工程地质学报, 2006, 14(6): 852-855.

[20] 姜永东, 鲜学福, 杨钢, 等. 层状岩质边坡失稳的尖点突变模型. 重庆大学学报, 2008, 31(6): 677-682.

[21] 徐国萍, 曹相燕. 突变理论在医学上的应用. 淮南职业技术学院学报, 2005, 5(4): 123-124.

[22] 姜璐, 于连宇. 初等突变理论在社会科学中的应用. 系统工程理论与实践, 2002, 22(10): 113-117.

[23] Ouimet C, Legendre P. Practical aspects of modelling ecological phenomena using the cusp catastrophe. Ecological Modelling, 1988, 42(3): 265-287.

[24] Jones D D. Catastrophe theory applied to ecological systems. Simulation, 1977, 29(1): 1-15.

[25] Casti J. Catastrophes, control and the inevitability of spruce budworm outbreaks. Ecological Modelling, 1982, 14(3): 293-300.

[26] Jones D D, Walters C J. Catastrophe theory and fisheries regulation. Journal of the Fisheries Research Board of Canada, 1976, 33(12): 2829-2833.

[27] Bazin M J, Saunders P T. Determination of critical variables in a microbial predator-prey system by catastrophe theory. Nature, 1978, 275: 52-54.

[28] Loehle C. Optimal stocking for semi-desert range: A catastrophe theory model. Ecological Modelling, 1985, 27(3): 285-297.

[29] Loehle C. Catastrophe theory in ecology: A critical review and an example of the butterfly catastrophe. Ecological Modelling, 1989, 49(1): 125-152.

[30] Tainaka K. Uncertainty in ecological catastrophe. Ecological Modelling, 1996, 86(2-3): 125-128.

[31] Tainaka K. Intrinsic uncertainty in ecological catastrophe. Journal of Theoretical Biology, 1994, 166(1): 91-99.

[32] Hooley J L, Cohn E V J. Models of field layer vegetation interactions in an experimental secondary woodland. Ecological Modelling, 2003, 169(1): 89-102.

[33] Ma Z, Bechinski E J. An approach to the nonlinear dynamics of Russian wheat aphid population growth with the cusp catastrophe model. Entomological Research, 2009, 39(3): 175-181.

[34] 兰仲雄, 马世骏. 改治结合根除蝗害的系统生态基础. 生态学报, 1981, 1(1): 30-36.

[35] 王海波, 金沙. 突变论在种间生态学中的应用. 生态学杂志, 1988, 7(3): 41-45.

[36] 赵惠燕, 汪世泽, 董应才. 麦蚜防治策略的一个突变模型研究. 植物保护, 1988, 14(4): 2-4.

[37] 赵惠燕. 麦蚜防治决策过程中的尖角突变模型突变区域及防治指标的研究初报. 系统工程, 1991, 9(6): 30-35.

[38] 赵惠燕, 汪世泽. 棉花苗蚜尖角突变模型及其分析. 生态学杂志, 1993, 12(1): 62-66.

[39] 赵惠燕, 汪世泽. 农业病虫危害的突变理论及应用. 西北农业学报, 1993, 2(4): 48-52.

[40] 赵惠燕, 汪世泽. 农业病虫害的灾变预测及预报精度分析. 灾害学, 1993, 8(4): 10-14.

[41] 赵惠燕, 张改生. 突变理论在昆虫种群系统中的应用. 昆虫知识, 1995, 32(4): 246-251.

[42] 翟连荣, 李典谟, 蓝仲雄. 突变论在生态系统分析中的应用 (摘要). 系统工程, 1987, 5(3): 15-19.

[43] 赵惠燕, 汪世泽, 董应才. 应用突变论研究麦蚜生态系统的防治策略. 科学通报, 1989, 34(22): 1745-1748.

[44] Zhao H, Wang S, Dong Y. Zur anwendung des katastrophen-modells in der erforschung von bek mpfungsstrateg ien des kosystems der weizen-blattlaus. Chinese Science Bulletin, 1990, 35(11): 944-949.

[45] 张青. 突变论模型在生态系统研究中的应用. 北京林业大学学报, 1997, 19(4): 76-81.

[46] Li D, Zhang Z, Ma Z, et al. Allee effect and a catastrophe model of population dynamics. Discrete & Continuous Dynamical Systems-Series B, 2004, 4(3): 629-634.

[47] 赵学达, 赵惠燕, 刘光祖, 等. 天敌胁迫下食饵种群动态模型的突变分析. 西北农林科技大学学报 (自然科学版), 2005, 33(4): 65-68.

[48] 赵学达, 刘光祖, 赵惠燕, 等. 天敌胁迫下食饵种群动态数量模型参数的灰色估计. 西北农林科技大学学报 (自然科学版), 2008, 36(6): 185-188.

[49] 魏雪莲, 赵惠燕, 刘光祖, 等. 害虫种群动态模型的燕尾突变分析. 生态学报, 2009, 29(10): 5478-5484.

[50] Piyaratne M K D K, Zhao H Y, Meng Q X. APHIDSim: A population dynamics model for wheat aphids based on swallowtail catastrophe theory. Ecological Modelling, 2013, 253(253): 9-16.

[51] 李建峰, 赵惠燕, 杜超, 等. 猕猴桃园节肢动物群落演替的突变模型研究及稳定性分析. 西北农林科技大学学报 (自然科学版), 2012, 40(10): 135-140.

[52] Wu W Q, Piyaratne M K D K, Zhao H Y, et al. Butterfly catastrophe model for wheat aphid population dynamics: Construction, analysis and application. Ecological Modelling, 2014, 288: 55-61.

[53] 李祯, 赵惠燕, 刘光祖, 等. 害虫种群动态的蝴蝶突变模型与分析. 西北农林科技大学学报 (自然科学版), 2012, 40(9): 103-108.

[54] Piyaratne M K D K. Catastrophic behavior of aphid population dynamics: An analysis of swallowtail model. Computational Ecology and Software, 2014, 4(3): 135-146.

[55] Zhao H Y, Zhang L, Piyaratne M K D K. Catastrophe model and its application in

ecology. 24th International Congress of Entomology, 2012.

[56]　张平平, 冯露之, 李媛, 等. 气象因素影响下小麦蚜虫种群动态突变模型分析. 西北农林科技大学学报 (自然科学版), 2018, 46(2): 113-120.

[57]　冯露之, 李媛, 李祯, 等. 基于天敌和植物生长状况的麦蚜数量动态的突变分析. 山西大学学报 (自然科学版). 2018, 41(4): 180-185.

[58]　Smale S. Book Review: Catastrophe theory: Selected papers. Bulletin of the American Mathematical Society, 1978, 84(6): 1360-1369.

[59]　Wiggins S, Mazel D S. Introduction to applied nonlinear dynamical systems and chaos. Computers in Physics, 1990, 4(5): 563.

[60]　Zhang L, Li H, Zhang X. Periodic solutions of competition Lotka-Volterra dynamic system on time scales. Computers & Mathematics with Applications, 2009, 57(7): 1204-1211.

[61]　孙尧. 突变控制技术及其应用研究. 哈尔滨工程大学博士学位论文, 2002.

[62]　汤丽平. 突变控制机制及其应用研究. 哈尔滨工程大学博士学位论文, 2004.

[63]　王晓玢. 突变控制方法及其在船舶运动中的应用研究. 哈尔滨工程大学博士学位论文, 2009.

[64]　孙尧, 汤丽平, 李雪莲. 突变控制及其在水下潜器中的应用. 哈尔滨工程大学学报, 2004, 25(5): 569-573.

[65]　孙尧, 王晓玢, 莫宏伟. 船舶横纵摇耦合运动突变特性分析. 哈尔滨工程大学学报, 2009, 30(5): 527-530.

[66]　肖敏, 史忠科. 水雷出水模型突变的控制方法. 自动化学报, 2012, 38(10): 1609-1617.

[67]　赵国超. 基于突变理论的神经网络自适应控制器设计. 哈尔滨工程大学硕士学位论文, 2009.

[68]　丁庆华. 基于突变理论的船舶非线性横摇运动分析. 哈尔滨工程大学硕士学位论文, 2009.

[69]　马志国, 郭晓颖, 刘德超. 开关磁阻电机控制方式平稳切换的控制方法研究. 电气传动, 2014, 44(1): 73-75.

[70]　梁红杰. 基于大型混合网络的突变流量控制模型仿真分析. 科技通报, 2015, 31(4): 205-207.

[71]　黄艳国. 城市道路交通拥堵机理及控制方法研究. 华南理工大学博士学位论文, 2015.

第 2 章　折叠突变模型及在有害生物生态管理中的应用

通常数学模型大多用来描述连续而光滑的变化过程, 然而突变模型能更好地描述诸如火山爆发、地震、种群的暴发和突然灭绝等现象。凌复华介绍了研究该类模型的基本方法: 一是分析方法, 即或通过动力学系统的平衡态, 或李雅普诺夫函数, 或类比等方法来分析系统的突变行为; 二是经验方法, 或通过实验数据拟合突变曲面方程, 或根据突变特征建立一个适合的突变模型, 然后做出定性乃至定量的预测[1]。本章以麦蚜生态系统为研究对象, 分别用两种方式具体阐述突变模型的分析过程。

2.1　基于经验方法的麦蚜种群折叠突变模型的建立与分析

突变理论实质是用一个动力系统描述所关联势函数的极大和极小。势函数的极小表示系统的平衡与稳定条件, 标志动力系统的吸引状态, 而势函数的极大则代表动力系统的排斥状态。势函数 V 是控制变量 p 和状态变量 x 的函数。如果 p 取值于控制空间 P, x 取值于行为空间 X, 则下面集合确定一个突变流形:

$$M = \{(p, x) \in P \times X \mid \nabla_x V(p, x) = 0\}$$

其中 $\nabla_x = \mathrm{grad}\, x$ 表示梯度算符。

借鉴经验方法基本思想, 建立模型的一般步骤:

步骤 1　通过研究获取实验数据, 绘制图形并寻找突变指征;

步骤 2　根据突变指征建立适合的突变模型;

步骤 3　根据突变模型做出定性乃至定量预测。

赵惠燕等遵循上述步骤首次完成麦蚜生态系统突变模型的建立, 并得到如下结论[2]。

结论 1　麦蚜种群动态在人为干扰下符合折叠突变模型。

结论 2　当麦蚜数量超过防治指标后, 防治强度应有一阈值, 随后在 2.1.1 节将具体介绍。

2.1.1　麦田生态系统中蚜虫类昆虫数量的突变现象

在陕西麦田生态系统中有 3 种蚜虫是影响小麦产量和品质的重要因素, 也还有多种天敌昆虫, 因此, 影响昆虫数量变动的因素很多, 诸如昆虫自身的增长率 (r)、死亡率 (d)、密度 (N)、环境最大容量 (K), 以及阈值密度 (b/c) 等。我们把这些因素作为影响蚜虫数量变化的状态变量, 把气象、天敌种类和数量、人为措施 (如施药) 等作为控制变量。1981~2019 年作者连续多年在西北农林科技大学附近不同面积的麦田进行了麦蚜开放系统的调查, 时间是每年 3 月 10 日 ~5 月 30 日, 每隔 5~7 天调查一次, 记录 3 种麦蚜 (长管蚜、二叉蚜、缢管蚜) 的数量、天敌种类与数量, 以及小麦的大分蘖数。每次调查前按随机数字表, 事先选定 10 个样点, 每点一尺*三行, 每年调查 12~16 次, 即调查至小麦蜡熟、蚜量开始自然下降为止。从调查结果看, 小麦拔节以后蚜量开始增长, 到灌浆期前增加得更快。每年 4 月 28 日至 5 月 3 日农民给麦田打药防虫后, 蚜虫数量必然暴跌。但 15 天之后, 蚜量很快上升并超过了喷药前的蚜虫高峰量。对于这种突然暴跌的蚜虫数量变化现象, 可用突变模型描述。

2.1.2　模型建立

众所周知, Verhulst 的 Logistic 模型为

$$\frac{1}{N}\frac{\mathrm{d}N}{\mathrm{d}t} = r_m - bN \tag{2.1}$$

其中 N 为蚜虫密度, r_m 为内禀增长率, bN 为反馈机制。

此方程的 6 个假设往往不符合实际, 特别是第四点 "种群增长率是与密度相关的, 甚至在很低密度下也是如此"[3]。然而实际并非如此, 当 3 种蚜虫密度很低时, 个体间互不干扰, 三种蚜虫的种群增长率与密度无关。随着种群密度的加大, 种群增长率也随之与密度相关, 这就存在一个阈值密度。处于阈值密度之下, 种群增长率随密度的增加而增长, 即增长率是种群密度的增函数, 而在阈值密度之上就为种群密度的减函数[4] (3 种麦蚜种群平均增长率的变化如图 2.1 所示), 于是, 模型 (2.1) 应改为增长率为种群数量的二次曲线函数, 即

$$\frac{1}{N}\frac{\mathrm{d}N}{\mathrm{d}t} = r_m + bN - cN^2 \tag{2.2}$$

令 $r_m = r - d$, 则模型 (2.2) 可写为

$$\frac{1}{N}\frac{\mathrm{d}N}{\mathrm{d}t} = r - (cN^2 - bN + d) \tag{2.3}$$

其中 r 为麦蚜种群瞬时增长率, d 为其瞬时死亡率, b, c 为阈值密度参数。

---

*1 尺 =1/3 米

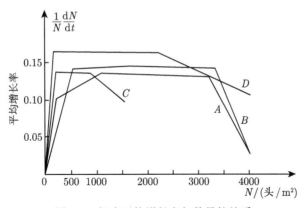

图 2.1 蚜虫平均增长率与数量的关系

A 曲线表示水浇地蚜虫平均增长率与数量的关系 (1985 年); B 曲线表示水浇地施药蚜虫平均增长率与数量的关系 (1987 年); C 曲线表示旱地蚜虫平均增长率与数量的关系 (1985 年); D 曲线表示水浇地蚜虫平均增长率与数量的关系 (1988 年)。

令 $\Phi(N) = cN^2 - bN + d$ 为反馈机制, 则模型 (2.3) 变为

$$\frac{1}{N}\frac{\mathrm{d}N}{\mathrm{d}t} = r - \Phi(N) \tag{2.4}$$

当系统平衡时, 有

$$r - \Phi(N) = 0 \tag{2.5}$$

即

$$r - (cN^2 - bN + d) = 0 \tag{2.6}$$

比较折叠模型

$$\nabla_x V(x, p) = x^2 - p \tag{2.7}$$

整理模型 (2.5) 得麦蚜生态系统突变模型为

$$(N - a_1)^2 - (p' - a_2) = 0 \tag{2.8}$$

其中 $a_1 = b/2c$, $a_2 = (4cd - b^2)/(2c)^2$, $p' = r/c$。

由 $x = N - a_1$, $p = p' - a_2$, 那么麦蚜生态系统势函数为

$$V = \frac{1}{3}(N - a_1)^3 - (p' - a_2)(N - a_1) \tag{2.9}$$

相应折叠突变行为曲线方程为

$$\nabla_{(N-a_1)} V(N - a_1, p' - a_2) = (N - a_1)^2 - (p' - a_2) = 0 \tag{2.10}$$

当 $N - a_1 = (p' - a_2)^{1/2}$ 时, 势函数 $V = -\dfrac{2}{3}(p' - a_2)^{3/2}$ 取极小值;

当 $N - a_1 = -(p' - a_2)^{1/2}$ 时, 势函数 $V = \dfrac{2}{3}(p' - a_2)^{3/2}$ 取极大值。

因此, 模型 (2.10) 的突变流形为抛物线状 (图 2.2)。

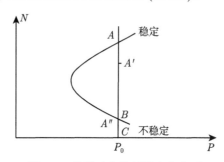

图 2.2　种群动态的折叠突变流形

2.1.3　模型解释

已知小麦蚜虫危害造成损失的关键期是灌浆期, 防治的关键期是扬花末期至灌浆初期。为了便于说明, 以麦长管蚜种群为例, 其防治指标为百茎蚜量 400～500 头 (250kg 产量水平)[3]。根据调查, 扬花末期 (1989 年 4 月 28 日) 百茎蚜量为 269.6 头, 未达防治标准。但当地农民却大面积进行了喷药, 使控制变量至 P_0 点 (图 2.2), 蚜量降至点 A' (百茎蚜量 16 头)。由于 A' 是处于系统的吸附状态, 加上此开放系统存在着有翅蚜的迁出与迁入, 因而蚜虫数量就有回复至 A 的倾向。事实也是如此, 喷药 15 天后蚜量又上升至 A 并超过 A, 达百茎蚜量 407.2, 超过了防治指标。从这一事实说明: 在蚜量处于经济阈值以下时可完全不防, 如果防治, 必然会影响天敌等其他因素 (如密度), 反而使蚜量在短期内增长更快; 同时此次防治强度不够 (即小于 74.38%), 它不能控制虫口于危害水平之下。如果此系统为封闭系统, 防治强度再加大, 或使用的是特异性农药, 即对害虫有害而对天敌无害, 那么种群数量会下降至 A''。由于 A'' 是在排斥态 B 之下, 种群不易恢复至 A', 它将在 B 和 C 之间摆动。这是因为状态 C 对应着种群 $\dot{N} < 0$, 因而就有种群灭绝的可能。但人类防治农业害虫的目的并不是要消灭农业害虫, 而是让它处于危害水平之下。所以防治强度应选最适的标准。据刘绍友等于 1985 年用不同浓度 “氧化乐果” (当时 “氧化乐果” 未被禁用) 防治蚜虫的试验与本研究计算分析发现: 在小麦扬花末期蚜虫密度超过经济阈值时, 防治强度在 20%～60% 不足以控制蚜虫, 9 天之后蚜虫密度都加大并又都超过经济阈值。所以, 防治强度与蚜虫数量呈显著线性关系 (图 2.3)。施药 9 天后的日均蚜量与防治强度的关系为

$$Y = 62.4988 + 0.1317(10000 - H) \ (r = 0.9849)$$

其中 Y 为蚜虫数量, H 为稀释倍数。

当蚜量达经济阈值低线时 (400 头), "氧化乐果"的稀释倍数为 2562 倍, 防治强度为 $(10000 - H)/100 \times \% = 74.38\%$。这就是说, 防治强度达到 74.38%, 才能控制蚜虫于经济阈值以下。

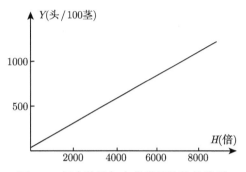

图 2.3 蚜虫数量与农药稀释倍数的关系

蚜虫是典型的 r 对策害虫, 它的特点是世代重叠, 生活周期短、繁殖快、繁殖量大、存活率高, 往往在为害产量的关键期种群数量达到最高峰, 仅采用生物防治法, 如以瓢治蚜, 防治效果常因瓢虫数量与害虫数量的跟随性而具有滞后现象, 即为害关键期已过天敌数量才发展起来, 这样达不到防治的目的。因此, 化学防治对 r 对策害虫在危害关键期是重要的防治手段之一。上述研究发现: 麦蚜生态系统完全符合折叠突变模型, 该研究首次用突变理论对蚜虫数量在施药后的骤变现象给予科学的分析和解释。而要使蚜虫以经济阈值以下的数量通过小麦灌浆期, 防治强度必须达到 74.38%。研究生态系统的物质能量转变及系统稳定性是 20 世纪 90 年代生态学中重要课题之一, 突变论为此提供了一种可用的数学工具, 同时, 它在认识自然、发现自然环境的演变规律方面有着普遍意义。

2.2 基于分析方法的麦蚜生态系统折叠突变模型的建立与分析

众所周知, 麦蚜是麦田中的主要害虫, 其较强的繁殖能力使其在适宜环境下造成猖獗危害, 严重影响小麦产量[5,6], 那么如何有效控制麦蚜使其对人类造成的损失最小, 一直是农业生产面临的大问题。在农业生产中, 常结合生物防治和化学防治来治理害虫, 本节对此建立麦蚜生态系统控制模型, 并做进一步的分析[7]。

2.2.1 模型建立与分析

根据 2.1 节讨论得模型

$$\begin{cases} \dfrac{\mathrm{d}x(t)}{\mathrm{d}t} = x(t)[p - (x(t) - a_1)^2] \\ x(0) = x_0 \end{cases} \tag{2.11}$$

其中 $x = N - a_1$, $p = p' - a_2$, $p' = r/c$, $a_1 = b/2c$, $a_2 = (4cd - b^2)/4c^2$, $t \in [0, T]$, T 是在灌浆期之前的时间, x_0 为初始时刻所有麦蚜的种群密度。

当 $p < 0$ 时, 由图 2.4(a) 知模型 (2.11) 只有一个平衡点 O, 且是稳定的;

当 $p = 0$ 时, 图 2.4(b) 说明模型 (2.11) 有两个平衡点 O 和 A, 其中点 O 是稳定的, 点 A 是鞍点;

当 $p > 0$ 时, 图 2.4(c) 给出模型 (2.11) 有三个平衡点 O, B 和 C, 其中点 O 是稳定的, 点 B 是不稳定的, 点 C 是稳定的, 由此可见该模型是具有一个控制变量的折叠突变模型。相应平衡曲面如图 2.5 所示。

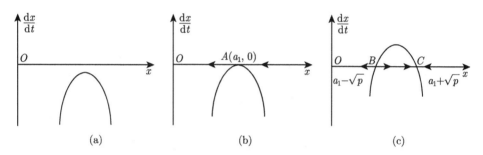

图 2.4　蚜虫平均增长率与数量的关系

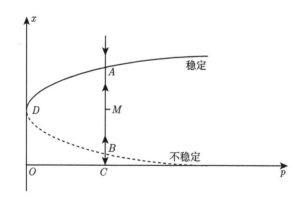

图 2.5　模型 (2.11) 的平衡曲面

对于模型 (2.11), 图 2.5 说明有以下三种情况发生。

情况 1　当 $p - (x(t) - a_1)^2 < 0$ 时, 图 2.5 中的点 $M(p, x)$ 落在抛物线 ADB 的外侧。如果该点位于直线 DO 左侧或在直线右侧且虚线 DB 下方, 有 $\mathrm{d}x/\mathrm{d}t < 0$, 即蚜虫数量 $x(t)$ 会随着时间的增加而减少, 因此不必对其实施控制。通过微分方

程定性分析理论, 该点不会落在直线 DO 右侧且实线 DA 上方, 所以此种情况不加以考虑。

情况 2 当 $p - (x(t) - a_1)^2 = 0$ 时, 因为抛物线的下半支 DB 是不稳定流形, 图 2.5 中的点 $M(p,x)$ 只能落在抛物线 ADB 上半支 DA 上, 如果该点对应的蚜虫数量对麦田生长造成危害, 我们需采取措施使其脱离该状态。

情况 3 当 $p - (x(t) - a_1)^2 > 0$ 时, 图 2.5 上点 $M(p,x)$ 落在抛物线 ADB 的内部, 由于抛物线的上半支 DA 是稳定流形, 所以随着时间的推移, 该点都会向该半支移动, 对于情况 2 中所说的情况, 需实施控制。

对于模型 (2.11) 的情况 2 或情况 3, 首先通过释放天敌的办法实施控制, 所以对模型 (2.11) 中的蚜虫数量采用 Holling-III 型功能反应[8], 其表达式如下

$$\Phi(x) = \frac{\alpha x^2}{\beta^2 + x^2}$$

其中 α, β 为正常数 (图 2.6)。

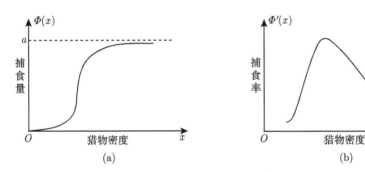

图 2.6　Holling-III型功能反应

蚜虫生态系统也符合Holling-III型功能反应, 也称 S 形功能反应。如果捕食者 (如瓢虫) 在蚜虫 (或害虫) 密度较高时, 能够高效率地捕捉蚜虫 (或害虫); 如果蚜虫 (或害虫) 密度较低时, 捕获蚜虫 (或害虫) 的能力随之下降, 即捕食者的捕食能力随猎物密度增加而增强, 随猎物密度的减少而减弱, 天敌的捕食量随猎物密度增加呈 S 形变化 (图 2.6(a))。而天敌捕食率开始为正加速期, 接着是负加速期 (图 2.6(b))。早期出现的正加速期源于系统增加了一个学习成分, 在蚜虫 (或害虫) 密度极低时, 天敌与蚜虫 (或害虫) 接触概率极小, 这不能形成条件反射立即发现和识别蚜虫 (或害虫), 随蚜虫 (或害虫) 密度的上升, 频繁地接触使天敌通过学习加快了反应速度。负加速期的出现源于蚜虫 (或害虫) 高密度下的饥饿程度降低, 也使其搜索成功比率下降和用于搜索时间增大的结果。

针对模型 (2.11), 考虑到系统中天敌作用的相应模型:

$$
\begin{cases}
\dfrac{\mathrm{d}x(t)}{\mathrm{d}t} = x(t)\left[p - (x(t) - a_1)^2 - \dfrac{\alpha x(t)y(t)}{\beta^2 + x^2(t)}\right] \\[3mm]
\dfrac{\mathrm{d}y(t)}{\mathrm{d}t} = \dfrac{k\alpha x^2(t)y(t)}{\beta^2 + x^2(t)} - ey(t)
\end{cases}
\tag{2.12}
$$

其中 $y(t)$ 是天敌种群的密度, α, β, e, k 为正常数.

根据模型 (2.12) 的相平面图 (图 2.7), 利用微分方程定性理论对该模型做定性分析.

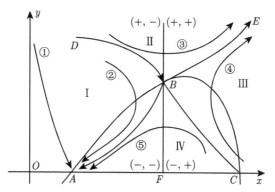

图 2.7　模型 (2.12) 的相平面图

情况 1　若初始点落在区域 I, 由此出发的模型轨线会有两种情况: ① 随着时间的推移, 该轨线直接趋于点 A, 即天敌数量多于害虫数量, 害虫被迅速控制; ② 随着时间的推移, 轨线先通过 X-等倾线 ABC, 然后稳定到点 A, 其生物学意义同情况①, 只是速度较①慢一些. 如果该点对应的麦蚜数量不危害麦田生长, 说明自然界中的天敌已能达到控制蚜虫的目的.

情况 2　若初始点落在区域 II, 随着时间的推移, 该轨线先通过 Y-等倾线 BF, 然后 $x(t)$ 和 $y(t)$ 都逐渐增加, 即麦蚜数量 $x(t)$ 及其天敌数量 $y(t)$ 都随时间的增加而增加, 此时说明麦蚜一定会对麦田生长造成危害, 也说明此情况下自然界中的天敌没有达到控制麦蚜的目的.

情况 3　若初始点落在区域 III, 随着时间的推移, 该轨线先通过 X-等倾线, 然后 $x(t)$ 和 $y(t)$ 都逐渐增加, 即麦蚜数量 $x(t)$ 及其天敌数量 $y(t)$ 都随时间的增加而增加, 此时也说明系统中的天敌不能达到控制麦蚜的目的.

情况 4　若初始点落在区域 IV, 随着时间的推移, 轨线先通过 Y- 等倾线 BF, 然后该轨线稳定到点 A, 如果该点对应的麦蚜数量不危害麦田生长, 说明自然界中的天敌能调节至经济阈值之下.

综上, 针对情况 1 和情况 4, 随着时间的推移麦蚜数量最终稳定到点 A; 而针对情况 2 和情况 3, 随着时间的推移, 最终麦蚜数量和天敌的数量都无限增加. 此情况源于麦蚜数量达到某一状态时, 天敌对麦蚜的捕食达到饱和状态, 说明单靠系统中天敌的调节并未达到控制蚜虫的目的, 必须附加化学防治手段 (喷洒农药) 来调节蚜虫数量降低至避难状态, 具体过程如下。

2.2.2 蚜虫管理模型的建立与定性分析

由于喷洒农药可使麦蚜数量短时间内迅速减少, 脉冲微分方程可以刻画这一过程, (2.12) 相应的管理模型为

$$
\begin{cases}
\dfrac{\mathrm{d}x(t)}{\mathrm{d}t} = x(t)\left[p - (x(t) - a_1)^2 - \dfrac{\alpha x(t)y(t)}{\beta^2 + x^2(t)}\right] \\
\dfrac{\mathrm{d}y(t)}{\mathrm{d}t} = \dfrac{k\alpha x^2(t)y(t)}{\beta^2 + x^2(t)} - ey(t)
\end{cases} \Bigg\}\, x \neq x_1 \\
\begin{cases}
\Delta x(t) = -bx(t) \\
\Delta y(t) = -qy(t)
\end{cases} \Bigg\}\, x = x_1 \\
x(0^+) = x_0,\ y(0^+) = y_0
\tag{2.13}
$$

其中 $\Delta x(t) = x(t^+) - x(t)$, $\Delta y(t) = y(t^+) - y(t)$, x_1 是平衡点 B 的横坐标, 其对应蚜虫数量的经济阈值, b 和 q 是控制变量, $0 < b < 1$ 为喷洒农药消灭麦蚜的比率, $0 < q < 1$ 为农药消灭天敌的比率, 且 $b \gg q$, 这里的所有参数均为正数。

设模型 (2.13) 的脉冲集为

$$
L_M = \{(x, y) : x = x_1,\ y > 0\}
$$

相应相集为

$$
L_N = \{(x, y) : x(t^+) = (1 - b)x(t),\ y(t^+) = (1 - q)y(t)\}
$$

在图 2.7 的基础上, 相对于平衡点 B, 模型 (2.13) 的相集的位置有如下三种情况 (图 2.8)。

(a) 相集位于平衡点 B 的左方;

(b) 相集与平衡点 B 所在直线 FB 重合;

(c) 相集位与平衡点 B 的右方。

根据图 2.8 中模型 (2.13) 向量场的走向, 图 (a) 和 (c) 说明脉冲控制不能达到防治蚜虫的目的, 因此只对 (a) 做脉冲控制, 为了方便起见, 记 $x^* = (1 - b)x_1 = \beta\sqrt{e/(k\alpha - e)}$。

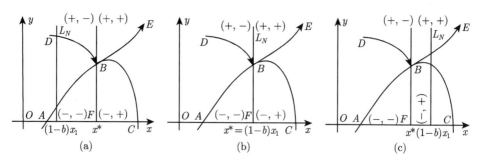

图 2.8　模型 (2.13) 的相平面结构图

对应于相集 L_N 的位置 (a), 脉冲集 L_M 的位置也有三种情况 (图 2.9)。

(a) 位于平衡点 B 的左方;

(b) 与平衡点 B 所在直线 FB 重合;

(c) 位于平衡点 B 的右方。

模型 (2.13) 经脉冲控制后, 会产生以下几种情况。

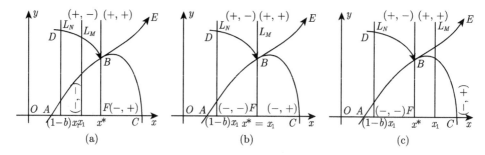

图 2.9　模型 (2.13) 的相平面图

情况 1　脉冲集与相应相集均位于直线 FB 的左侧。

如果初始点 $A_0 = (x_0, y_0)$ 在脉冲集 L_M 左侧且位于鞍点分界线 DB 的上方, 通过调节参数 b 和 q, 使以 $A_0 = (x_0, y_0)$ 为初始点的轨线到达脉冲集 L_M 上的点 A_1, 经过脉冲作用后到达相集 L_N 上的点 A_1^+, 再返回到 L_M 上的点 A_2, 继续经脉冲作用到 L_N 上的点 A_2^+, 这样过程多次重复, 轨线不会离开脉冲集和它相应的相集之间区域; 如果初始点位于其他区域, 随着时间推移轨线最终归结为该情况。上述过程说明在天敌不灭绝的情况下, 人们可以通过多次喷洒农药的方式控制蚜虫数量, 这样的脉冲控制不仅可将害虫数量 $x(t)$ 控制在能够危害麦田生长的经济阈值之内, 而且也减少了一次喷洒农药对环境造成的污染, 如图 2.10 所示。

情况 2　脉冲集位于直线 FB 左侧但相应相集与直线 FB 重合。

此情况与情况 1 类似, 如图 2.11 所示。

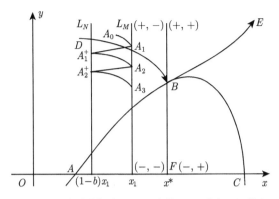

图 2.10 控制模型 (2.13) 中情况 1 的相平面图

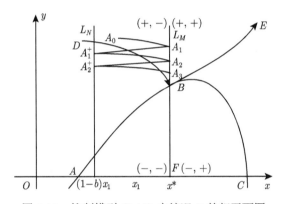

图 2.11 控制模型 (2.13) 中情况 2 的相平面图

情况 3 脉冲集位于直线 FB 左侧但相应相集位于直线 FB 右侧。

(1) 初始点 $A_0(x_0, y_0)$ 满足 $x^* < x_0 < x_1$ 并位于鞍点 A_0 分界线 BE 上方, 调节参数 b 和 q, 由初始点 A_0 出发的轨线移到 L_M 上的 A_1, 经脉冲控制后到达 L_N 上的 A_1^+, 途经模型的 X-等倾线再返回到脉冲集 L_M 上的点 A_2, 经过第二次脉冲作用到达 L_N 上的点 A_2^+, 然后脉冲集上的点 A_3, 可以看出轨迹逐次向左下方移动。上述说明经过逐次喷洒农药后蚜虫数量 $x(t)$ 在逐渐减少, 从而抑制了蚜虫对麦田的危害。从有害生物生态管理的观点出发, 要尽可能地利用自然的控制力量。降雨是一个脉冲过程, 也是一个控制害虫的过程, 释放天敌也是如此, 只不过更为复杂 (图 2.12(a))。

(2) 初始点 $A_0(x_0, y_0)$ 满足 $x^* < x_0 < x_1$ 并使 A_0 在鞍点分界线 BE 下方, 调节参数 b 和 q, 由初始点 A_0 出发的轨线移到 L_M 上的 A_1, 然后经脉冲作用到达 L_N 上的 A_1^+, 交曲线 ABC 于 A_2 后, 将向左下方移动最终趋于点 $((1-b)x_1, 0)$。这说明蚜虫数量 $x(t)$ 在逐渐减少, 此时的脉冲控制使蚜虫达到了不危害麦田的水平,

见图 2.12(b)。

(3) 初始点 $A_0(x_0, y_0)$ 位于图 2.12(c) 的位置, 利用 (2) 同样讨论得出与其相同结论。

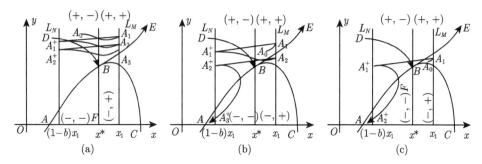

图 2.12　控制模型 (2.13) 中情况 3 的相平面图

2.3　小　　结

从上述分析可以看出: 对于 R 对策者的蚜虫来说, 在一定时间内, 如果自然界中的天敌不能通过自调节作用控制蚜虫数量时, 需要通过化学防治。另外, 可以通过自然的控制作用或物理防治方法 (如杀虫灯等) 使麦蚜数量保持在不危害麦田生长的水平, 同时还要注重保护生物种群的多样性。

参 考 文 献

[1] 凌复华. 突变理论及其应用. 上海: 上海交通大学出版社, 1987.

[2] 赵惠燕, 汪世泽, 董应才. 应用突变论研究麦蚜生态系统的防治策略. 科学通报, 1989, 34(22): 1745-1748.

[3] 刘绍友, 倪新智, 韩丽娟, 等. 麦长管蚜为害损失及防治指标的研究. 西北农林科技大学学报 (自然科学版), 1986, 14(2): 33-41.

[4] 翟连荣, 李典谟, 蓝仲雄. 突变论在生态系统分析中的应用 (摘要). 系统工程, 1987, 5(3): 15-19.

[5] Özder N. Development and fecundity of sitobion avenae on some wheat cultivars under laboratory conditions. Phytoparasitica, 2002, 30(4): 434-436.

[6] 师桂英, 尚勋武, 王化俊, 等. 麦长管蚜 (Sitobion avenae F.) 危害对春小麦面粉品质性状及面团流变学特性的影响. 作物学报, 2009, 35(12): 2273-2279.

[7] 郑卓. 具有脉冲效应的折叠生态系统的最优和优化控制. 辽宁师范大学硕士学位论文, 2014.

[8] 汪世泽, 夏楚贵. Holling-III 型功能反应新模型. 生态学杂志, 1988, 7(1): 1-3.

第 3 章　尖角突变模型及在有害生物生态管理中的应用

3.1　有害生物两类尖角突变模型的建立与分析

第 2 章以麦蚜生态系统为例, 利用折叠突变模型解释了为什么农民给麦田施药一段时间后的麦蚜数量还会突然暴涨, 但其在解释下面现象时稍显逊色, 如有些年份秋季蚜量发生较大 (越冬基数高), 似乎有翌年大面积发生为害之趋势, 然而翌年却没有大面积发生大的为害, 且数量也很少, 但在生产上造成盲目性地购进农药。究其原因, 麦蚜的发生以至于造成危害, 常与气候、天敌、作物、人为等条件密切相关, 为此一方面考虑到农业病虫系统是一开放系统, 环境物质与能量输入对麦田生态系统、病虫亚系统运转、维持和重大异常有决定性作用, 应该视与其相关的气象条件作为麦田生态系统病虫害亚系统发生发展的一个重要控制变量; 另一方面病虫害的承载物-作物、天敌、种内与种间关系也是影响病虫害发生发展不可或缺的要素, 应该视害虫种群的自然天敌等生物因素为控制病虫发展的另一重要控制变量。赵惠燕等考虑以上两方面因素用尖角突变模型成功解释了上述现象的生态学机制。为此本节以麦蚜密度作为状态变量为例, 介绍两类有害生物种群尖角突变模型的构建与分析方法。

3.1.1　基于经验方法的麦蚜生态系统尖角突变模型的建立与分析

生态系统可大可小, 大到整个地球, 小到一个盛有水的水杯。本节分别以麦蚜生态系统和棉蚜生态系统为研究对象, 通过实验方法建立相应的尖角突变模型。应用尖角区域确定害虫种群的动态防治指标并将此推广到其他农业病虫害的灾变预测中, 取得了比传统预测方法技高一筹的精准性[1-5]。本章以作者几十年来的工作为基础并以麦蚜密度为例具体阐述基于经验方法的预测过程。

1. 模型建立

(1) 第一步: 确定蚜虫生态系统状态变量、控制变量的三维突变流形图。

为使所描述的模型更符合实际, 以陕西泾阳县 1965~1976 年连续 12 年以及西北农林科技大学 1987~1990 年连续 4 年的蚜量、天敌量, 以及气象等因素为基本统计资料。各种变量在每一年小麦播种后 11 月至翌年 5 月下旬, 以旬为一个时段单位。用每年本时段以及相应的前两个时段的气温、温度、光照、风和降水等气象

因素为控制变量 P; 以前两个时段的麦田瓢虫、食蚜蝇、拟猎蝽、草蛉、花蝽、蜘蛛和捕食螨等, 以及本旬天敌量代表天敌控制变量 Q。用主分量分析, 将其 30 多个子变量简化为两个复合的控制变量, 能代表气象与天敌方面 80% 的信息。这两个变量的综合变化便是 (除人为措施) 蚜虫密度状态变量发展变化的主导因素。

(2) 第二步: 确定突变区域。

设 X 为蚜虫密度, 在第一步工作基础上, 分别以气象因素 P 和天敌因素 Q 为控制变量, 它们满足如下关系或者是它们的变形:

$$X^3 + PX + Q = 0 \tag{3.1}$$

令 $\Delta = (P/2)^2 + (Q/3)^3$, 根据其符号可以断定方程 (3.1) 根的个数变化, 即麦蚜生态系统平衡点个数的变化 (图 3.1)。

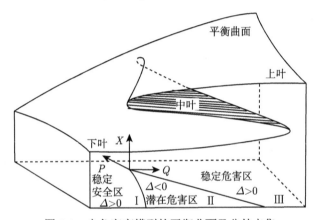

图 3.1　尖角突变模型的平衡曲面及分歧点集

当 $\Delta = 0$ 时, 控制变量 P 和 Q 对应的点处于尖角区域内部与外部的边界 (分歧点集) 上, P-Q 控制平面被尖角分为三个区域, 即 $(P/2)^2 + (P/3)^3 + (Q/3)^3 = 0$ 将 P-Q 控制平面分为三个区域: 稳定安全区、潜在危害区和稳定危害区。尖角位置的生物含义很明确: 它是突变区域的边界, 可作为有害生物的动态防治指标。

当 $\Delta > 0$ 时, 系统控制变量 P 和 Q 对应的状态变量 (麦蚜密度) 由两个曲面组成 (平衡曲面上叶和下叶)。当控制变量 P 和 Q 对应的点处于尖角区域的右侧 (III 区), 此时麦蚜密度处于上叶, 称其为稳定危害区; 相反, 如果麦蚜密度处于下叶, 其所对应的控制变量位于尖角区域的左侧 (I 区), 称为稳定安全区。

当 $\Delta < 0$ 时, 控制变量 P, Q 位于尖角内部 (II 区), 称为潜在危害区, 其对应的点所确定的状态变量由三个曲面组成。如果控制变量对应的点使得蚜虫密度处于平衡曲面上叶, 此时蚜虫一定会出现暴发现象; 如果控制变量对应的点使得蚜虫密度处于平衡曲面下叶, 此时蚜虫数量可能会出现骤减现象; 中间的区域是尖角区

域的不可达区域, 如果麦蚜对应的控制变量 P 和 Q 处于此区域, 密度值不会落在中叶。

(3) 第三步: 确定动态防治指标。

一般情况下, 根据点 (P, Q) 的位置可以推算出不同年份不同时段麦蚜数量的动态防治指标。

2. 模型解释

基于上述, 根据实测资料和计算得如下结论。

结论 1 在每年 4 月中旬之前所有年份无一突变至稳定为害期, 仅在 1965~1966 年, 1973 年以及 1987 年进入过潜在为害区, 而在 4 月下旬至 5 月上旬, 仅有 1973 年与 1987 年分别突变至稳定为害区, 而这两年正是麦蚜大发生年份。这说明: 影响小麦产量的关键期是 4 月下旬至 5 月上旬, 即小麦灌浆期。这一结论刚好与刘绍友等用实验法得到的结论相吻合[6]。

结论 2 针对影响蚜虫数量变化的气象因素和天敌因素, 人们既无法控制气象因素 P, 又不能像棉花蚜虫那样人工助迁瓢虫防治蚜虫, 其他生物防治法目前在生产上也很少使用, 那么只有通过化学防治才能迅速阻止害虫向稳定危害区发展。实际情况也是如此, 1987 年农民给麦田打药后, 其状态变量没有发生突变, 暂时控制在潜在为害区, 当影响产量关键期过后, 状态变量又迅速发展, 但此时对生产已无大的影响。这一结论说明化学防治对 R 对策的小麦蚜虫来说是有效的防治手段之一。

根据上述实验结果, 随后将给出上述现象动力学模型的建立过程。

3.1.2 基于分析方法的农田生态系统尖角突变模型的建立与分析[7]

害虫对农作物的影响非常之大, 不仅会影响作物产量、降低品质, 而且会传播病毒病。为防治害虫, 人类大量使用化学农药, 使害虫越防越重, 次要害虫上升为主要害虫, 污染环境。所以调节害虫数量, 尽量减少或不使用化学防治方法, 保障农作物产量和品质, 一直是植物保护工作者最迫切的工作。基于实验得出的实际数据, 赵惠燕等建立了麦蚜生态系统折叠突变模型[8]; 利用突变理论, 研究了蚜虫突变暴发的原因, 形象地描绘了麦蚜危害小麦的过程, 解释了如何利用化学方法控制麦蚜使其减少对小麦的危害。基于蚜虫数量或密度的变化率, 建立害虫尖角突变模型, 通过分析可得到比折叠突变模型更普适的结果。首先, 根据生态学原理和种群动力学原理, 通过对 Logistic 模型的修改得到害虫种群尖角突变模型; 其次, 通过微分方程定性理论对模型进行分析, 并根据突变理论给出突变发生的条件; 最后, 通过数值模拟验证结论的正确性。

1. 模型标准化

生态学中描述种群生长变化规律通常用 Logistic 模型

$$\frac{1}{N}\frac{\mathrm{d}N}{\mathrm{d}t} = a - bN \tag{3.2}$$

其中 N 为种群密度, a 为其内禀增长率, bN 为反馈机制。

　　该模型假设 "种群平均增长率与密度相关, 甚至在很低密度下也是如此"[9], 然而在实际的麦蚜生态系统中并不总是这样。由于种群处于很低的密度时, 个体之间是互不干扰的, 也就是说种群的平均增长率与密度是没有关系的。但是, 随着种群密度的增加, 种群的平均增长率也随之与密度相关, 这样就存在一个阈值密度。处于阈值密度之下, 种群的平均增长率随密度的增加而增长, 即平均增长率是种群密度的增函数, 而在阈值密度之上就为种群密度的减函数 (图 3.2), 为此李典谟在模型 (3.2) 的基础之上, 提出如下模型[10,11]:

$$\frac{1}{N}\frac{\mathrm{d}N}{\mathrm{d}t} = a + bN - cN^2 \tag{3.3}$$

其中 b, c 为阈值密度参数。

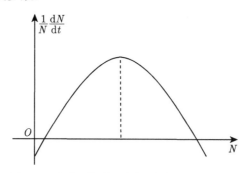

图 3.2　种群平均增长率与种群密度的关系图

将模型 (3.3) 变为

$$\frac{\mathrm{d}N}{\mathrm{d}t} = -c\left(N^3 - \frac{b}{c}N^2 - \frac{a}{c}N\right) \tag{3.4}$$

　　由于模型 (3.4) 的右端函数是状态变量 N 的三次函数, 如果视 $b/c, a/c$ 为两个控制参量, 参照尖角突变模型平衡曲面的标准型 (公式 (3.1)), 令

$$
\begin{aligned}
N^3 - \frac{b}{c}N^2 - \frac{a}{c}N &= (N+K)^3 + A(N+K) + B \\
&= N^3 + 3N^2K + 3NK^2 + K^3 + AN + AK + B \\
&= N^3 + 3KN^2 + (3K^2 + A)N + K^3 + AK + B \tag{3.5}
\end{aligned}
$$

由式 (3.5) 得

$$\begin{cases} -\dfrac{b}{c} = 3K \\[2mm] -\dfrac{a}{c} = 3K^2 + A \\[2mm] K^3 + AK + B = 0 \end{cases} \implies \begin{cases} K = -\dfrac{b}{3c} \\[2mm] A = -\dfrac{3ac + b^2}{3c^2} \\[2mm] B = -\dfrac{9abc + 2b^3}{27c^3} \end{cases} \tag{3.6}$$

综上, 模型 (3.3) 可化为

$$\frac{\mathrm{d}(N+K)}{c\mathrm{d}t} = -\left[(N+K)^3 + A(N+K) + B\right] \tag{3.7}$$

其中 K, A, B 的表示见式 (3.6)。

比较尖角突变模型标准型, 对模型 (3.7) 做无量纲化, 令 $x = N + K$, $c\mathrm{d}t = \mathrm{d}\tau$, 则其化为

$$\frac{\mathrm{d}x}{\mathrm{d}\tau} = -\left(x^3 + Ax + B\right) \tag{3.8}$$

由于模型 (3.7)、模型 (3.8) 与模型 (3.4) 的等价性, 说明模型 (3.4) 在一定条件下会发生突变且此突变为尖角突变类型。随后通过分析寻求模型 (3.4) 突变发生的条件。

2. 定性分析

对模型 (3.4), 令

$$-c\left[(N+K)^3 + A(N+K) + B\right] = 0$$

由于阈值密度参数 c 不能为 0, 则

$$(N+K)^3 + A(N+K) + B = 0$$

进而得

$$(N+K)^3 = -A(N+K) - B \tag{3.9}$$

为方便起见, 不妨设 $A' = -A$, $B' = -B$, 那么式 (3.9) 可化为

$$(N+K)^3 = A'(N+K) + B' \tag{3.10}$$

对式 (3.10), 令 $y = A'(N+K) + B'$, $y = (N+K)^3$, 分别用直线 l_1 和曲线 l_2 的交点表示模型 (3.7) 平衡点及其数量变化情况 (图 3.3), 即

$$\begin{aligned} & l_1: \ y = A'(N+K) + B' \\ & l_2: \ y = (N+K)^3 \end{aligned} \tag{3.11}$$

注 3.1 众所周知, 尖角突变模型含有一个状态变量及两个控制变量, 模型 (3.7) 中的 K 与文献 [8] 中所定义害虫种群阈值密度 b/c 呈负倍数关系, 由于阈值密度对某一害虫种群来说是一个相对固定的量, 不妨设其为常数。这样模型 (3.7) 中的右端函数刻画了含有一个状态变量 $(N+K)$ 及两个控制变量 A, B 的尖角突变模型的平衡曲面。

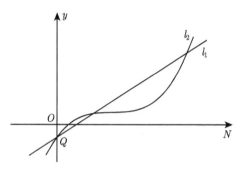

图 3.3 模型 (3.7) 平衡点结构图

为方便起见, 对直线 l_1 作如下变换, 变换后的方程为

$$l_1 : y = A'(N+K) + B' = A'N - \frac{b}{3c}A' + B' = A'N + M \tag{3.12}$$

其中 $M = -\frac{b}{3c}A' + B' = \frac{b^3}{27c^3} < 0$。

由注 3.1 知, 直线 l_1 和曲线 l_2 有如下特性。

对于直线 l_1, 在阈值密度不变的情况下, M 为固定值, 从而直线 l_1 始终经过固定点 $Q(0, -b^3/27c^3)$, 又由于直线 l_1 还受到参数 A' 变化的影响, 这样该直线会以固定点 Q 为旋转点顺时针或逆时针转动。

对于曲线 l_2, 其与 y 轴始终交于固定点 Q, 且形状不变。

根据上述特性, 不妨将直线 l_1 看作从图 3.4(a) 的位置开始逆时针连续旋转, 经过图 3.4(b) 到图 3.4(c) 的位置。最后到达图 3.4(d) 的位置。记直线 l_1 的斜率为 k, 并分别记图 3.4(b), 图 3.4(d) 中直线 l_1 与曲线 l_2 的切点为 P, Q, 并令相应切线的斜率为 k_P, k_Q。

通过直线 l_1 和曲线 l_2 的位置关系来寻求直线 l_1 斜率的临界值 k_P, k_Q, 即尖角突变发生的条件, 见如下定理。

定理 3.1 对模型 (3.7), 如果

$$k_Q = \frac{b^2}{3c^2}, \quad k_P = \frac{b^2}{12c^2}$$

则模型会发生突变。

证明 为了求出直线斜率的临界值 k_P, k_Q, 首先要求出直线 l_1 与曲线 l_2 相切的点 P, Q 的坐标 (图 3.4(b), 图 3.3(d))。为了求点 P, Q 的坐标, 令

$$N\left[N^2 - \frac{b}{c}N + \left(\frac{b^2}{3c^2} - \frac{9ac + 3b^2}{9c^2}\right)\right] = 0 \tag{3.13}$$

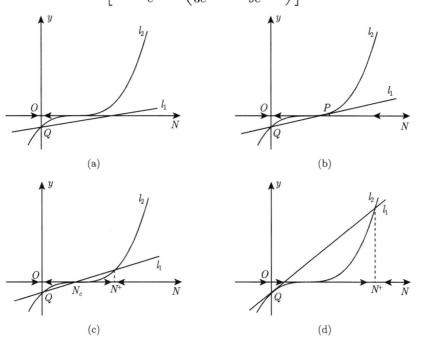

图 3.4 尖角突变模型平衡点的变化过程

由于直线 l_1 与曲线 l_2 始终经过点 Q, 令 $N = 0$, 得点 $Q = \left(0, \dfrac{b^2}{27c^2}\right)$, 即点 Q 是直线 l_1 与曲线 l_2 的一个交点; 又由于直线 l_1 与曲线 l_2 共有两个不同交点, 所以

$$N^2 - \frac{b}{c}N + \left(\frac{b^2}{3c^2} - \frac{9ac + 3b^2}{9c^2}\right) = 0$$

只能有两个相等的实数根, 即

$$\Delta = \left(-\frac{b}{c}\right)^2 - 4\left(\frac{b^2}{3c^2} - \frac{9ac + 3b^2}{9c^2}\right) = 0$$

即除 $N = 0$ 以外, 方程还有两个相等的实数根 $N = b/2c$, 将其代入曲线 l_2 的解析式中, 得曲线上的点 P 的坐标 $\left(\dfrac{b}{2c}, \left(\dfrac{b}{6c}\right)^3\right)$。由此得曲线 l_2 过 P 点的切线斜率为 $k_P = \dfrac{b^2}{12c^2}$, 相应的切线方程为

$$y = \frac{b^2}{12c^2}N - \frac{b^3}{27c^3} \tag{3.14}$$

同理得曲线 l_2 过 Q 点的切线斜率 $k_Q = b^2/3c^2$, 相应的切线方程为

$$y = \frac{b^2}{3c^2}N - \frac{b^3}{27c^3} \tag{3.15}$$

由于当直线 l_1 与曲线 l_2 相切时, 模型 (3.7) 刻画了系统的结构变化, 即模型有突变发生. 进一步根据定理 3.1 和微分方程定性理论得下面定理.

定理 3.2　对模型 (3.7), 有下面结论成立:

(i) 当 $\left(\dfrac{b}{c}\right)^2 + 4\dfrac{a}{c} < 0$ 时, 则模型有一个非负平衡点 O, 且该平衡点稳定.

(ii) 当 $\left(\dfrac{b}{c}\right)^2 + 4\dfrac{a}{c} = 0$ 时, 则模型有两个非负平衡点 O 和 P, 且平衡点 O 是稳定的, 平衡点 P 是不稳定的.

(iii) 当 $ac \geqslant 0$ 时, 则模型有两个非负平衡点 N^+ 和 O, 且平衡点 N^+ 是稳定的, 平衡点 O 是不稳定的.

(iv) 当 $ac < 0$, 且 $\left(\dfrac{b}{c}\right)^2 + 4\dfrac{a}{c} > 0$ 时, 则模型有三个非负平衡点 O, N_c, N^+, 且平衡点 O, N^+ 是稳定的, 平衡点 N_c 是不稳定的.

证明　(i) 当 $\left(\dfrac{b}{c}\right)^2 + 4\dfrac{a}{c} < 0$ 时, 则

$$N^2 - \frac{b}{c}N + \left(\frac{-a}{c}\right) = 0 \tag{3.16}$$

无实数根, 即方程 (3.16) 只有一个非负实根 $N = 0$, 也即模型 (3.7) 只有一个非负平衡点 O.

下面证明该平衡点的稳定性.

记模型 (3.7) 为

$$\frac{\mathrm{d}N}{\mathrm{d}t} = -c(y_2 - y_1) \tag{3.17}$$

由图 3.4(a), 对于平衡点 O, 一方面在 O 右侧, 由于曲线 l_2 位于直线 l_1 上方, 故有 $y_2 > y_1$, 根据模型 (3.17), 有 $\dfrac{\mathrm{d}N}{\mathrm{d}t} < 0$, 即随着时间的推移害虫种群数量 $N = 0$; 根据生物含义不必考虑其左侧情况, 即 $y_2 > y_1$ 情况, 从而 O 为稳定平衡点.

(ii) 当 $\left(\dfrac{b}{c}\right)^2 + 4\dfrac{a}{c} = 0$ 时, 则由于参数 $c \neq 0$, 从而有

$$\frac{9ac + 3b^2}{9c^2} = \frac{b^2}{12c^2}$$

当直线旋转到斜率 $k = k_P$ 时, 直线 l_1 与曲线 l_2 有两个交点, 分别记为 O, P(图 3.4(b)). 按上述同样方法有 O 为稳定平衡点. 对于平衡点 P, 在其右侧, 曲线

l_2 位于直线 l_1 上方, 故有 $y_2 > y_1$, 进而有 $\dfrac{\mathrm{d}N}{\mathrm{d}t} < 0$, 同理在其左侧也有 $\dfrac{\mathrm{d}N}{\mathrm{d}t} < 0$, 从而 P 为不稳定的平衡点。

(iii) 当 $ac \geqslant 0$ 时, 则由于参数 $c \neq 0$, 从而有

$$\frac{9ac + 3b^2}{9c^2} \geqslant \frac{b^2}{3c^2}$$

当直线旋转到斜率 $k \geqslant k_0$, 如图 3.4(d) 所示, 这时直线 l_1 与曲线 l_2 同样有两个交点, 分别记为 O, N^+。利用前面相同的证明方法得 N_c 为不稳定平衡点, N^+ 为稳定平衡点。

(iv) 当 $ac < 0$ 且 $b^2 + 4ac > 0$ 时, 则由于参数 $c \neq 0$, 从而有

$$\frac{b^2}{12c^2} < \frac{9ac + 3b^2}{9c^2} < \frac{b^2}{3c^2}$$

当旋转直线的斜率 k 满足 $k_P < k < k_Q$, 此时直线 l_1 与曲线 l_2 有三个交点 (图 3.4(c)), 分别记为 O, N_c, N^+。利用上述同样方法有 O 为稳定平衡点, N_c 为不稳定平衡点, N^+ 为稳定平衡点。

注 3.2　对定理 3.2 中的结论 (iv), 此情况下模型 (3.7) 有突变发生, 且由主要参数 $A = -A' = -k$ 的变化引起, 因此得下面定理。

定理 3.3　对模型 (3.7), 如果 $-3K^2 < A < -3K^2/4$, 则模型有突变发生。
随后利用数值仿真证明结论的正确性。

3. 数值模拟与结论

对模型 (3.4), 取阈值密度 $b/c = 100$, 根据式 (3.10) 得直线 l_1 和曲线 l_2 的关系图 (图 3.5), 由此得模型 (3.4) 相应的分支图 (图 3.6)。

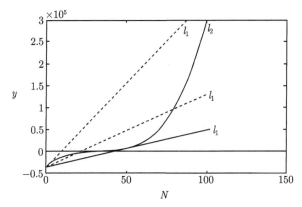

图 3.5　模型 (3.4) 的结构变化图

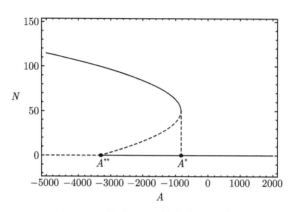

图 3.6　模型 (3.4) 的突变分析图

　　结合图 3.5 和图 3.6，根据定理 3.2 知：当害虫种群密度约为 $N^* = 50$ 个数量单位时，相应的临界参数 $A^* \approx -833$，这时系统会发生突变。它的生物学含义是：在 $A^* \approx -833$ 处，蚜虫数量几乎接近于 $N = 0$ 个数量单位，即种群突然减少；而在 $A^{**} \approx -3333$ 处，种群数量在接近 $N = 0$ 个数量单位后状态急剧增加，即害虫暴发，此时有必要采取措施对其进行防治。

　　无论是害虫种群数量的突然增加还是骤然减少，都不是人们希望看到的。针对害虫种群数量的骤降，需要施加控制以维持物种的多样性；同样害虫种群骤增时，也要施加相应的控制以避免害虫种群的暴发，这是随后部分要做的工作。

3.1.3　害虫种群管理模型的建立与优化控制

　　3.1.2 节在 Logistic 模型基础之上得到了害虫种群尖角突变模型，并根据突变理论，给出突变发生的条件。本节从保护环境和种群多样性的角度出发，利用优化控制原理来消除害虫生态系统中尖角突变现象。

　　本部分具体结构如下：首先，基于 3.1.2 节讨论的害虫种群尖角突变模型，应用喷洒农药的化学防治手段，建立具有脉冲效应的田间农作物管理模型；其次，应用优化脉冲控制原理设计控制器找到最佳经济效益的喷洒农药时刻，此时刻对农作物进行化学防治以达到不仅消除害虫种群中突变现象的目的，同时也维持物种的多样性；最后，通过数值模拟验证结论的正确性。

　　1. 种群数量调节模型的建立

　　将模型 (3.3) 转化为

$$\frac{\mathrm{d}N}{\mathrm{d}t} = N(a + bN - cN^2) \tag{3.18}$$

进而得尖角突变模型

$$\begin{cases} \dfrac{\mathrm{d}N(t)}{\mathrm{d}t} = -cN^3 + bN^2 + aN \\ N(0) = N_0 \end{cases} \tag{3.19}$$

其中 N_0 为害虫种群的初始密度。

对模型 (3.19), 当害虫种群密度超过经济阈值时喷洒农药, 相应模型为

$$\begin{cases} \dfrac{\mathrm{d}N(t)}{\mathrm{d}t} = -cN^3 + bN^2 + aN, \quad t \neq \tau_k \\ \Delta N(t) = -I, \quad t = \tau_k \\ N(0) = N_0 \end{cases} \tag{3.20}$$

其中 τ_k $(0 < \tau_k < \tau_{k+1}, \lim\limits_{k \to \infty} \tau_k = \infty)$ 是喷洒农药时刻, $\Delta N(\tau_k) = N(\tau_k+0) - N(\tau_k)$, I 是喷洒农药时减少的害虫种群数量。

模型 (3.20) 是本节要研究的主要模型, 从保护种群多样性、害虫治理等多方面考虑, 应用优化脉冲控制原理, 得到喷洒农药最佳时刻和相应的剩余害虫种群水平。

2. 优化脉冲控制器设计

对模型 (3.20), 令

$$f(t, N(t)) = N(a + bN - cN^2)$$

并令

$$f(t, N(t)) = N(a + bN - cN^2) = -cN^3 + bN^2 + aN = 0 \tag{3.21}$$

由于

$$b^2 + 4ac > 0 \tag{3.22}$$

模型 (3.20) 有平衡点 $N_1 = 0$, $N_2 = (b - \sqrt{b^2 + 4ac})/2c$, $N_3 = (b + \sqrt{b^2 + 4ac})/2c$。

根据生物含义, 显然 N_2 为负值, 略去讨论, 为了利用本章附录中优化脉冲控制定理 3.7 的同样符号, 取 $\varphi_1(t) = 0$, $\varphi_2(t) = (b + \sqrt{b^2 + 4ac})/2c$。

对模型 (3.20), 下面逐条验证本章附录中定理 3.7 的假设。

假设 H_1: $\varphi_1(t) = 0$, $\varphi_2(t) = (b + \sqrt{b^2 + 4ac})/2c$ 连续, 即条件 H_1 成立。

假设 H_2: 令 $0 < I \leqslant b/2c$, 满足 $\varphi_1(t) + 2I < \varphi_2(t), t \in [0, T]$, 即条件 H_1 成立。

假设 H_3: 根据模型 (3.20) 知, 由 Δ 中的 $c > 0$, 得在 $(\varphi_1(t), \varphi_2(t))$ 上, 有 $f(t, N(t))$ 始终大于零, 故假设 H_3 成立, 即 $f(t, N(t)) : D \to \mathbb{R}^+$, 其中 $D = \{(t, N(t)) | t \in [0, T], N(t) \in (\varphi_1(t), \varphi_2(t))\}$。

假设 H_4: 由于 $f(t, \varphi_1(t)) = f(t, \varphi_2(t)) = 0$, $t \in [0, T]$, 显然此假设满足。

假设 H_5: 显然 $f(t, N(t)) = -cN^3 + bN^2 + aN$ 在 $[0, T] \times [0, (b+\sqrt{b^2+4ac})/2c]$ 连续, 故该假设成立。

假设 H_6: 对每个 $t \in [0, T]$, 函数 $F(N(t)) = f(t, N(t))$ 在点 $M(t) \in (\varphi_1(t), \varphi_2(t))$ 取得最大值, 而且 $\varphi_1(t) + I \leqslant M(t) \leqslant \varphi_2(t) - I$。

为寻找假设 H_6 成立的条件, 令

$$F(N(t)) = f(t, N(t)) = N(a + bN - cN^2) \tag{3.23}$$

这样有

$$F'(N(t)) = a + 2bN - 3cN^2 \tag{3.24}$$

令

$$F'(N(t)) = a + 2bN - 3cN^2 = 0$$

得 $N^* = b/2c$, $N^{**} = b/6c$。

N^*, N^{**} 为式 (3.23) 的稳定点, 下面找出满足假设 H_6 的最大值点。令

$$F''(N(t)) = 2b - 6cN$$

显然 $F''(N^*) = F''(b/2c) = -b < 0$, 即 $N^* = b/2c$ 是 $F(N(t))$ 的极大值点, 并且 N^* 在 $(\varphi_1(t), \varphi_2(t))$ 范围内。同理 $N^{**} = b/6c$ 是 $F(N(t))$ 的极小值点, 但 N^{**} 不在此范围。故在 $(\varphi_1(t), \varphi_2(t))$ 范围内的点处 N^*, $F(N(t))$ 取到最大值且唯一, 这里不妨设 $M(t) = N^* = b/2c$。

对 $0 < I \leqslant b/2c$, 显然满足 $\varphi_1(t) + I \leqslant M(t) \leqslant \varphi_2(t) - I$, 假设 H_6 自然满足。

假设 H_7: 显然 $f'(t, N(t)) = a + 2bN - 3cN^2$ 在 $[0, T] \times (0, (b+\sqrt{b^2+4ac})/2c)$ 上连续, 即 $f(t, N(t))$ 是光滑函数, 该假设自然成立。

假设 H_8: $f(t, N(t)) + [f_t(t, N(t)) + f_t(t, N(t) - I)]/[f_N(t, N(t)) + f_N(t, N(t) - I)] > 0$, $(t, N(t)) \in [0, T] \times [M(t), M(t) + I]$, 其中 $f_t(t, N(t)) = \partial f(t, N(t))/\partial t$, $f_N(t, N(t)) = \partial f(t, N(t))/\partial N(t)$, 该假设显然成立。

假设 H_9 和 H_{10}: $\varphi_1(t) = 0$, $\varphi_2(t) = (b+\sqrt{b^2+4ac})/2c$ 满足假设 H_9 和 H_{10} 的单调性要求。

假设 H_{11}: $I \leqslant N_0 \leqslant (b+\sqrt{b^2+4ac})/2c$, 即 N_0 满足条件 $\varphi_1(0) + I \leqslant N_0 < \varphi_2(0)$。

综上得下面定理。

定理 3.4 对模型 (3.20), 如果

(1) $I \leqslant N_0 \leqslant \dfrac{b+\sqrt{b^2+4ac}}{2c}$;

(2) $0 < I < \dfrac{b}{2c}$,

则该模型满足假设。

注 3.3　定理 3.4 给出了假设成立的充分条件, 随后以此为基础, 完成模型的优化控制, 具体步骤如下。

步骤 1　寻求优化控制曲线。

用 $\psi(t)$ 表示方程

$$g(N(t)) = f(N(t)) - f(N(t) - I) = 0$$

的解, 得

$$3cN^2 - (2b + 3cI)N - a + bI + cI^2 = 0 \tag{3.25}$$

解该方程得

$$\psi_{1,2}(t) = \frac{2b + 3cI \pm (4b^2 - 3c^2I^2 + 12ac)^{\frac{1}{2}}}{6c}$$

当 $0 < I \leqslant b/2c$ 时, 方程 (3.25) 有唯一连续解

$$\psi(t) = \frac{2b + 3cI + (4b^2 - 3c^2I^2 + 12ac)^{\frac{1}{2}}}{6c} \tag{3.26}$$

且 $\psi(t) \in (M(t), M(t) + I)$。

根据本章附录中定理 3.1 可知 $N(t) = \psi(t)$ 是模型 (3.20) 的优化曲线。

注 3.4　模型 (3.20) 的解曲线 $N(t) = N(t; 0, N_0)$ 与优化曲线 $N(t) = \psi(t)$ 交点的横坐标所对应的时刻即为喷洒农药时刻, 这时对农作物进行化学防治是对环境造成的污染最小。

步骤 2　考虑无限花序作物或植物的周期性, 有必要对害虫种群进行周期性调节, 且使调节后的害虫种群数量低于经济阈值 E, 即

$$N(t; 0, N_0) = \frac{2b + 3cI + (4b^2 + 3c^2I^2 + 12ac)^{\frac{1}{2}}}{6c} < E \tag{3.27}$$

式 (3.27) 中的 $N(t) = N(t; 0, N_0)$ 是模型 (3.20) 的解, 其满足下列方程

$$\ln |N - N_1|^A |N - N_2|^B |N - N_3|^C + ct - C^* = 0 \tag{3.28}$$

其中 $A = \dfrac{1}{(N_1 - N_2)(N_1 - N_3)}$, $B = \dfrac{1}{(N_2 - N_1)(N_2 - N_3)}$, $C = \dfrac{1}{(N_3 - N_1)(N_3 - N_2)}$。

进一步得

$$C^* = \ln |N_0 - N_1|^A |N_0 - N_2|^B |N_0 - N_3|^C \tag{3.29}$$

联立式 (3.26) 和式 (3.27), 即 $N(t_{30}, N_0) = \psi(t)$, 可得喷洒农药时刻, 此时对环境造成的污染最小, 即将 (3.24) 代入 $G(t, N(t)) = 0$ 中可求出 τ^*。

综上得如下两个定理。

定理 3.5 对模型 (3.20), 如果下面条件满足

(1) $I \leqslant N_0 \leqslant \dfrac{b + \sqrt{b^2 + 4ac}}{2c}$;

(2) $0 < I \leqslant \dfrac{b}{2c}$;

(3) $\tau = \tau^* \in \Omega$, 其中 $\Omega = \{t | t \in [0, T], x(t; 0, x_0) = \psi(t)\}$;

(4) $\psi(t)$ 满足方程 $\psi(t) = N(\tau^*) = \dfrac{2b + 3cI + (4b^2 - 3c^2I^2 + 12ac)^{\frac{1}{2}}}{6c}$;

(5) $\hat{\tau} \neq \tau, \hat{\tau} \in [0, T]$,

那么 $x(T) > \hat{x}(T)$。

注 3.5 该定理说明, 如果在 τ^* 时刻喷洒农药, 并以此时害虫种群剩余数量作为害虫防治的标准, 不仅能达到害虫种群防治的目的, 而且对环境造成的污染最小。

定理 3.6 对模型 (3.20), 在定理 3.5 条件满足情况下, 如果脉冲控制后的害虫种群数量维持在初始种群水平, 则模型具有阶一脉冲周期解。

3. 数值模拟

在定理 3.5 成立的情况下, 取 $N_0 = 100$ 个数量单位, $I = 100$ 个数量单位, 其是喷洒农药时减少的害虫种群数量 $a = 800$, $c = 1$, $b = 200$, 得相应的数值模拟图 3.7 和图 3.8。

在图 3.7 中, MN 为优化曲线, t_c 为喷洒农药时刻的最佳时刻, 此时对农作物喷洒农药, 害虫种群数量会骤然下降, 即解曲线从点 A_1 跳跃到点 A_2, 且当时间 $t = T$ 时害虫种群密度刚好对应作物的经济阈值。若以此为标准对农作物进行化学防治, 可对环境造成的危害最小。

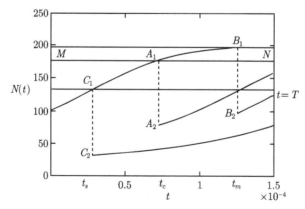

图 3.7 害虫种群的优化生态管理示意图 (1)

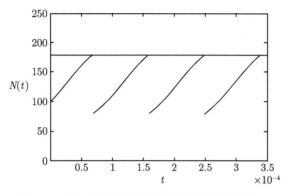

图 3.8 害虫种群的周期优化生态管理示意图 (2)

每隔一个时间周期对农作物进行一次农药调节, 可以达到控制害虫种群暴发的目的 (图 3.8)。

综上所述, 本节研究所采用的调节措施是针对的特异性专用农药或生物农药, 此调节不仅有助于维持种群的多样性, 而且为害虫的有效管理提供了理论依据。

3.2 尖角突变模型在麦田蚜虫生态管理中的应用

3.2.1 具有天敌半饱和参数的麦蚜生态系统的改进模型

3.1 节从害虫种群的平均增长率方面对 Logistic 模型进行修改, 使其能更好地刻画害虫种群的动态变化规律。而本节以害虫种群之一的麦田蚜虫密度为研究对象, 研究其增长过程中天敌的胁迫作用, 建立具有 Holling-II 型功能反应项的天敌胁迫下蚜虫的动态模型[12]

$$\frac{\mathrm{d}N}{\mathrm{d}t} = rN\left(1 - \frac{N}{K}\right) - \frac{Pk(N - N_m)}{(N - N_m) + d}$$

其中 N 表示蚜虫密度; t 表示时间, r 表示害虫的内禀增长率, K 表示环境最高容纳量 (是常量), P, k 分别表示天敌的种群密度、天敌对害虫的捕食率, N_m 表示捕食行为发生时的害虫最小数量 (是常量), d 表示天敌的饱和捕食, 即害虫数量足够被捕食的最小值 (是常量)。

赵学达等对上述模型参数进行了估计[13], 但没有考虑气象因素的影响, 如果考虑气象因素, 可得描述受天敌和气象因素影响的蚜虫数量动态, 并用 e 刻画, 其是通过利用主成分分析和因子分析方法把温度、降水量、湿度综合拟合而成的, 数学模型表示如下[14]

$$\frac{\mathrm{d}N}{\mathrm{d}t} = rN\left(1 - \frac{eN}{K}\right) - \frac{Pk(N - N_m)}{(N - N_m) + d} \tag{3.30}$$

对模型 (3.30), 令

$$rN\left(1 - \frac{eN}{K}\right) - \frac{Pk(N - N_m)}{(N - N_m) + d} = 0$$

其表达的是当蚜虫生态系统趋于平衡时, 蚜虫动态的变化。

整理得

$$-\frac{re}{K}N^3 + \left(\frac{reN_m}{K} - \frac{red}{K} + r\right)N^2 + (rd - Pk - rN_m)N + PkN_m = 0$$

即

$$N^3 - \left(N_m - d + \frac{K}{e}\right)N^2 - \left(\frac{K}{e}d - \frac{KPk}{er} - \frac{K}{e}N_m\right)N - \frac{PkKN_m}{er} = 0 \quad (3.31)$$

3.2.2　尖角突变模型的建立

前述研究表明, 蚜虫数量具有突跳性、滞后性、发散性等突变特征, 因此将应用尖角突变研究蚜虫数量动态。

对式 (3.31) 作如下更换:

$$x = N - \frac{1}{3}\left(N_m - d + \frac{K}{e}\right)$$

$$u = -\frac{2(-3ekKP + d^2e^2r + deKr + K^2r - 2de^2Nmr - eKN_mr + e^2N_m^2r)}{3e^2r}$$

$$v = \frac{4}{27e^3r}(-9de^2KPk + 9eK^2Pk - 18e^2KN_mPk + 2d^3e^3Kr - 3deK^2r - 2K^3r$$

$$-6d^2e^3N_mr - 6de^2KN_mr + 3eK^2N_mr + 6de^3KN_m^2r + 3e^2KN_m^2r - 2e^3N_m^3r)$$

$$(3.32)$$

结合式 (3.31), 得到标准的尖角突变模型的平衡曲面方程 (图 3.9(a))

$$4x^3 + 2ux + v = 0 \quad (3.33)$$

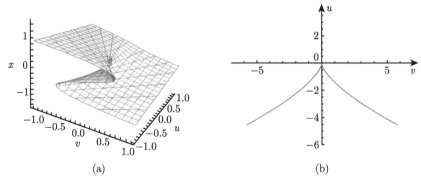

(a) 　　　　　　　　　　　(b)

图 3.9　尖角突变模型的平衡流形及分歧点集示意图 (彩图请扫封底二维码)

上述说明蚜虫数量动态的突变形式为尖角突变。并从式 (3.32) 可看出 u, v 均是受 e(气象环境因子)、P(天敌因素) 两者综合作用影响的控制变量。对式 (3.33) 两端求关于 x 的导数, 并与式 (3.32) 结合, 得到尖角突变的奇点集满足的方程

$$\begin{cases} 4x^3 + 2ux + v = 0 \\ 12x^2 + 2u = 0 \end{cases}$$

进一步整理得尖角突变的分歧点集方程 (图 3.9(b))

$$27v^2 + 8u^3 = 0 \tag{3.34}$$

3.2.3 数据处理

1. 蚜虫数量调查数据的获取

蚜虫数据按照每个时间段每平方米 (三行/每行 1 尺) 的蚜虫数量 (折算成百株蚜量) 来记 (即蚜虫密度)。本节所使用的数据是西北农林科技大学植保学院昆虫生态组田间调查数据 (包括麦蚜量、天敌种类及其数量), 气候因子数据由杨凌气象局提供。

2. 气候因子综合控制变量的确定与计算

蚜虫数量动态受气候因子影响十分显著, 但气候因子又包括诸多因素如温度、降水量、湿度、光照时间等, 这些因素有些不独立 (如降水与湿度、光照和温度)。然而在基本突变模型中, 控制变量至多 4 个, 因而只能将气候因子综合为一个控制变量。

作为一种控制变量, 气候因子可以利用因子分析法从 4 种气候元素中得到一个综合的气候控制变量, 能反映气候对种群动态变化的总体影响, 因子分析法需要以下几个步骤完成。

步骤 1 相关性分析。

利用观测数据, 通过计算各类气候变量的相关系数来估计相关矩阵[15], 其中相关系数 r_c 通过如下卡尔·皮尔逊方程计算:

$$r_c = \frac{N_w \sum x_w y_w - \left(\sum x_w\right)\left(\sum y_w\right)}{\sqrt{N_w \sum x_w^2 - \left(\sum x_w\right)^2} \cdot \sqrt{N_w \sum y_w^2 - \left(\sum y_w\right)^2}} \tag{3.35}$$

其中 x_w, y_w 均表示气候变量, N_w 表示观察数量。

步骤 2 相关矩阵特征值和特征向量的计算。

步骤 3 主成分分析。

根据主成分分析, 利用相关矩阵求各类气候变量相关系数因子。该方法可建立观察的各类相互独立天气变量的线性关系。第一个主成分具有最大方差, 而依次成

分具有较小方差, 但所有成分之间均互不相关。因此, 依特征值由大到小的顺序, 对应的特征向量为相应数据集的主成分。

步骤 4　气候控制因子的获取。

为了获得总气候控制因子, 可通过最大特征值及其对应的特征向量计算主要因子 λ

$$\lambda = \sqrt{特征值} \times 特征向量$$

综合气候控制变量 (TE) 的计算是: 先通过各个主要因子与气候变量值相乘, 然后求它们的和, 如下式

$$\text{TE} = \lambda_1 \cdot x_{w1} + \lambda_2 \cdot x_{w2} + \lambda_3 \cdot x_{w3} + \cdots + \lambda_{N_w} \cdot x_{wN_w}$$

其中 λ_1 是主要因子, x_w 是气候变量值, N_w 是气候变量。

3. 蚜虫数量调查数据

控制蚜虫数量的天敌种类繁多, 且在不同发育阶段的天敌捕食量也是不一致的。但突变模型中的天敌控制变量是一个综合控制变量, 按照天敌个体数研究天敌对蚜虫总影响是不符合实际的。为了计算各类天敌对蚜虫的综合影响, 引入标准天敌单位 (PU)。标准天敌单位 (PU) 是根据冉瑞碧、Gosselke 和 Freier 等的文章中关于蚜虫消耗率的数据计算的[16-19]。通过分析 4 种不同种类的重要天敌得到它们的标准天敌单位, 见表 3.1。

表 3.1　蚜虫不同天敌的标准天敌单位

蚜虫天敌	发育阶段	捕食单位
七星瓢虫	成虫	1
七星瓢虫	幼虫	0.33
食蚜蝇	幼虫	0.46
步甲 (大多种类)	成虫	0.18
蜘蛛	成虫	0.02

3.2.4　参数估计

为了用尖角突变模型对蚜虫种群动态进行分析, 需要对模型 (3.30) 中未知参数进行估计。参数估计方法的基础是灰色系统理论。灰色系统理论可用于描述系统的动态行为, 更重要的是能根据有限的数据估算出系统未知参数[20,21]。

整理模型 (3.30) 得

$$\frac{\mathrm{d}N}{\mathrm{d}t} = rN - \frac{reN^2}{K} - k\frac{P(N - N_m)}{(N - N_m) + d} \tag{3.36}$$

其中参数的含义同前。

根据经验, 设 d, N_m 已知, 那么需要估计 r, K, k。令 $g_1 = r, g_2 = \dfrac{r}{K}, g_3 = k$, 则模型 (3.36) 可写为

$$\frac{\mathrm{d}N}{\mathrm{d}t} = g_1 N - g_2 e N^2 - g_3 \frac{P(N - N_m)}{(N - N_m) + d} \tag{3.37}$$

根据田间调查数据, 可知蚜虫数量是一个关于时间序列的向量, 蚜虫天敌和气候控制也是如此, 即

$$\boldsymbol{N} = (N_1, N_2, \cdots, N_n), \quad \boldsymbol{P} = (P_1, P_2, \cdots, P_n), \quad \boldsymbol{e} = (e_1, e_2, \cdots, e_n) \tag{3.38}$$

当 $\Delta t > 0$ 并且较小时, 不妨令

$$\frac{\mathrm{d}N}{\mathrm{d}t} = \lim_{\Delta t \to 0} \frac{N_{t+\Delta t} - N_t}{\Delta t}, \quad N = \frac{N_{(i+1)\Delta t} + N_{i\Delta t}}{2}, \quad t = i\Delta t$$

则模型 (3.37) 的离散化模型为

$$\begin{aligned}
\frac{N_{(i+1)\Delta t} - N_{i\Delta t}}{\Delta t} = {} & g_1 \frac{N_{(i+1)\Delta t} + N_{i\Delta t}}{2} - g_2 e_{i\Delta t} \frac{N_{(i+1)\Delta t} + N_{i\Delta t}}{2}{}^2 \\
& - g_3 \frac{P_{(i+1)\Delta t} + P_{i\Delta t}}{2} \frac{N_{(i+1)\Delta t} + N_{i\Delta t} - 2N_m}{N_{(i+1)\Delta t} + N_{i\Delta t} - 2N_m + 2d}
\end{aligned}$$

令 $\Delta t = 1$, 得下列式子:

$$N_2 - N_1 = g_1 \frac{N_2 + N_1}{2} - g_2 e_1 \left(\frac{N_2 + N_1}{2}\right)^2 - g_3 \frac{P_2 + P_1}{2} \frac{N_2 + N_1 - 2N_m}{N_2 + N_1 - 2N_m + 2d}$$

$$N_3 - N_2 = g_1 \frac{N_3 + N_2}{2} - g_2 e_2 \left(\frac{N_3 + N_2}{2}\right)^2 - g_3 \frac{P_3 + P_2}{2} \frac{N_3 + N_2 - 2N_m}{N_3 + N_2 - 2N_m + 2d}$$

$$\cdots\cdots$$

$$\begin{aligned}
N_n - N_{n-1} = {} & g_1 \frac{N_n + N_{n-1}}{2} - g_2 e_{n-1} \left(\frac{N_n + N_{n-1}}{2}\right)^2 \\
& - g_3 \frac{P_n + P_{n-1}}{2} \frac{N_n + N_{n-1} - 2N_m}{N_n + N_{n-1} - 2N_m + 2d}
\end{aligned}$$

其相应的矩阵形式:

$$\boldsymbol{X}_N = \boldsymbol{B}\boldsymbol{g}$$

其中

$$\boldsymbol{X}_N = (N_2 - N_1, N_3 - N_2, \cdots, N_n - N_{n-1})^{\mathrm{T}}, \quad \boldsymbol{g} = (g_1, g_2, g_3)^{\mathrm{T}}$$

$$B = \begin{bmatrix} \dfrac{N_1+N_2}{2} & e_1\left(\dfrac{N_1+N_2}{2}\right)^2 & \dfrac{P_1+P_2}{2}\dfrac{N_1+N_2-2N_m}{N_1+N_2-2N_m+2d} \\[3mm] \dfrac{N_2+N_3}{2} & e_2\left(\dfrac{N_2+N_3}{2}\right)^2 & \dfrac{P_2+P_3}{2}\dfrac{N_2+N_3-2N_m}{N_2+N_3-2N_m+2d} \\[3mm] \vdots & \vdots & \vdots \\[3mm] \dfrac{N_{n-1}+N_n}{2} & e_{n-1}\left(\dfrac{N_{n-1}+N_n}{2}\right)^2 & \dfrac{P_{n-1}+P_n}{2}\dfrac{N_{n-1}+N_n-2N_m}{N_{n-1}+N_n-2N_m+2d} \end{bmatrix}$$

按照最小二乘法, 得到

$$g = (B^{\mathrm{T}}B)^{-1}B^{\mathrm{T}}X_N$$

即

$$g = (g_1, g_2, g_3)^{\mathrm{T}} = (B^{\mathrm{T}}B)^{-1}B^{\mathrm{T}}X_N$$

上式即尖角突变模型的参数估计方程, 代入田间调查数据就能得到 g_1, g_2, g_3 的值, 根据 $g_1 = r, g_2 = r/K, g_3 = k$, 可得 r, K, k 的值。

3.2.5　具有天敌半饱和系数的麦蚜生态系统突变模型的实际应用效果

为了解释蚜虫数量状态变化、分析蚜虫数量突变系统的稳定性, 上述尖角突变分歧点集可分为三个区域 (图 3.1)。由于蚜虫属于不完全变态昆虫, 若虫 (幼年蚜虫) 一出生就取食小麦汁液造成危害, 所以蚜虫数量既包括成蚜也包括若蚜。同时由于小麦上有三种蚜虫 (麦长管蚜、麦二叉蚜和禾谷缢管蚜), 因此状态变量是三种蚜虫数量复合而成的综合变量。

1. 尖角突变分析

实际数据计算, 得到 u, v 的值, 关于蚜虫种群数量、调查时间 u, v 的值所在区域由表 3.2 给出, 系统是否会发生突变取决于 u, v 确定的点穿过分歧点集时, 系统的平衡点状态是否有变化。结合图 3.1, 当控制点由区域 II 穿到区域 III 或者由区域 II 穿到区域 I, 系统可能会发生突变。

从表 3.2, 可以看出, 由区域 II 穿到区域 III 的阶段分别是 36~41 天和 61~66 天, 而这两个阶段蚜虫数量激增, 形成灾变, 符合实际情况。

在第 46~51 天, 现实中蚜虫突然变少, 也形成突跳, 这可能是由喷洒农药而造成的突跳。

在第 66~71 天, 蚜虫数量变化体现了突变的滞后效应。此时已经是小麦蜡熟期, 对产量无影响。小麦的成熟, 已不适合蚜虫和天敌的生存, 所以不久之后蚜虫数量应该再次下降。

表 3.2　蚜虫种群动态与尖角突变模型的复合控制变量所在区域

阶段数	调查时间/d	蚜虫数量/头	u	v	所在区域
1	1	7	-1.70×10^7	3.75×10^{10}	II
2	6	4	-4.53×10^7	1.53×10^{10}	II
3	11	13	-1.32×10^7	-2.46×10^{10}	II
4	16	3	-6.12×10^9	2.61×10^{14}	II
5	21	10	-1.26×10^7	-2.38×10^{10}	II
6	26	39	-1.12×10^{10}	-6.48×10^{14}	II
7	31	353	-7.93×10^7	3.83×10^{11}	II
8	36	1026	-6.73×10^6	-3.59×10^9	II
9	41	3962	2.05×10^7	2.34×10^{11}	III
10	46	3424	1.02×10^8	3.57×10^{11}	III
11	51	28	-2.85×10^7	7.69×10^{10}	II
12	56	400	-4.86×10^7	-1.84×10^{11}	II
13	61	248	-6.22×10^7	2.52×10^{11}	II
14	66	4572	3.18×10^7	1.07×10^{11}	III
15	71	7736	-8.97×10^8	1.05×10^{13}	II

2. 本节主要结论

结论 1　考虑气象因素、天敌影响的蚜虫数量动态方程, 建立了蚜虫尖角突变模型。

结论 2　对蚜虫数量尖角突变模型分析, 得出蚜虫动态系统是突变系统, 即在控制变量 (气候、天敌) 改变较小的情况下, 蚜虫数量有可能出现突然增多或降低现象。

结论 3　通过尖角分析给出了突变发生的条件,用实际数据检验模型与现实情况是相符的。

3. 进一步研究的问题

(1) 控制变量的选择: 在控制变量的选择上, 本节是以气象控制因子、天敌、作物植被状况为控制变量, 但气候因素不仅影响蚜虫,也影响着天敌数量和植被 (小麦) 的动态, 即两控制变量之间存在相关性, 这会对突变模型的结果产生影响。如何消除控制变量的相关性, 有待进一步研究。

(2) 人为控制因素: 在本节研究中, 突变模型的控制变量没有考虑人为控制 (农药) 的因素, 如进一步考虑包括人为因素为控制变量的突变模型, 可能会更好地反映蚜虫数量灾变的规律。

尽管 3.1.3 节讨论、分析了优化控制, 但实际情况远比讨论的复杂得多, 如农药的种类、成分、性状等都会影响害虫种群的突变规律。

3.3　尖角突变模型在天敌–猎物种群生态系统中的应用

突变理论在生态系统中的应用遇到的一个困难就是所得实验数据需要坐标变换方能研究系统的状态和解释生态中的突变现象[22-26]。为了解决该问题, 本节从一个天敌胁迫下的猎物种群生态模型出发, 构造种群动态的尖角突变模型, 从理论上解决这种控制变量需要坐标转换的问题。

3.3.1　生态模型及突变分析方法

1. 生态模型及其生物学意义

考虑如下天敌胁迫下的猎物种群动态模型

$$\frac{\mathrm{d}N}{\mathrm{d}t} = rN\left(1 - \frac{N}{K}\right) - \frac{Pk(N - N_m)}{(N - N_m) + d} \tag{3.39}$$

式中 N 为猎物种群密度, r 为猎物种群的内禀增长率, K 为未有天敌胁迫下的猎物种群的容纳量, P 为天敌的种群密度, k 为天敌的饱和捕食率, Pk 为天敌的饱和捕食量, $N - N_m$ 为猎物种群中可以被天敌的捕食量, 即当猎物种群密度低到限值 N_m 时, 天敌的捕食行为难以完成, 天敌将迁移, 右边第二项为天敌的实际捕食量, d 为半饱和系数。

设

$$f(N) = \frac{Pk(N - N_m)}{(N - N_m) + d}$$

由于

$$\frac{\mathrm{d}f(N)}{\mathrm{d}N} = \frac{Pkd}{\left[(N - N_m) + d\right]^2} > 0$$

上式说明天敌的捕食量是食饵种群的增函数。但由于随着猎物种群的增加天敌的实际捕食量将越接近 Pk, 天敌对猎物种群的控制能力将减小, 猎物种群有可能暴发。对于在猎物种群减少的情况下, 天敌的捕食量也将减少, 猎物种群密度低于 N_m 时, 天敌的捕食行为难以完成, 天敌将迁移。此时因为猎物具有数量 N_m, 所以猎物种群具有恢复的能力。

2. 突变分析步骤

步骤 1　根据系统确定表征全局性质的势函数 $V(x)$;

步骤 2　确定由势函数 $\nabla_x V = 0$ 定义的平衡曲面 M;

步骤 3　找出奇点集 S, 即由系统势函数 $V(x)$ 的全部临界点组成的 M 子集, 其计算方法为

$$\begin{cases} \nabla_x V = 0 \\ \Delta = \det\left[\boldsymbol{H}\left(V\right)\right] = 0 \end{cases}$$

其中 $H(V)$ 为 V 的 Hesse 矩阵;

步骤 4 由上式消去 x 得系统的分歧点集 B, 分歧点集是控制平面中引起系统势函数图像发生突变的点的集合, 并以此讨论系统平衡曲面的变化趋势。

3.3.2 突变性质分析

1. 突变模型的构建与分析

通过积分, 求模型 (3.39) 的势函数

$$V = -\int \left[\left(1 - \frac{N}{K}\right) - \frac{Pk(N-N_m)}{(N-N_m)+d} \right] dN, \quad N - N_m \neq 0 \qquad (3.40)$$

由 $\nabla_N V = 0$ 得

$$rN\left(1 - \frac{N}{K}\right) - \frac{Pk(N-N_m)}{(N-N_m)+d} = 0 \qquad (3.41)$$

整理式 (3.41) 得

$$-N^3 + (K+N_m-d)N^2 + \left(N_m K + dK - \frac{kKP}{r}\right)N + \frac{kKPN_m}{r} = 0 \qquad (3.42)$$

令 $c_1 = -(K+N_m-d)$, $c_2 = -\left(N_m K + dK - \frac{kKP}{r}\right)$, $c_3 = -\frac{kKP}{r}N_m$。
由式 (3.42) 得

$$N^3 + c_1 N^2 + c_2 N + c_3 = 0 \qquad (3.43)$$

令

$$x = \left(N - \frac{c_1}{3}\right), \quad a = \frac{1}{3}(3c_2 - c_1^2), \quad b = \frac{1}{27}(2c_1^3 - 9c_1 c_2 + 27c_3) \qquad (3.44)$$

得标准的尖角突变模型的平衡曲面方程

$$x^3 + ax + b = 0$$

其分歧点集为由下式消去 x 得到

$$\begin{cases} x^3 + ax + b = 0 \\ 3x^2 + a = 0 \end{cases}$$

即

$$\frac{b^2}{4} + \frac{a^3}{27} = 0$$

在此基础上对系统的状态进行分析, 令

$$\tilde{\Delta} = \frac{b^2}{4} + \frac{a^3}{27}$$

根据实验数据可以得到 a, b 的值, 进而容易获取 $\tilde{\Delta}$ 的相关信息。

由天敌因子和猎物种群的内禀增长率及其容纳量构成的复合控制变量的数值决定了系统所处的状态, 为此可作如下判断。

(1) 若 $\tilde{\Delta} > 0$, 则平衡曲面方程只有一个实根, 说明系统只有一个平衡态。此时由控制因素决定的系统状态变量在对应于图 3.10 中点 1 和点 3 投影落在控制平面的区域 A, C, 这两个区域分别为系统的稳定安全区和稳定暴发区。

(2) 若 $\tilde{\Delta} = 0$, 则平衡曲面方程三个实根, 其中有两个相同的根。这是突变发生的临界点集, 由此可以计算出临界点集组成的两条曲线, 即尖角突变的分歧点集。此时系统的状态变量处在中叶曲面与上叶曲面和下叶曲面的交界处, 系统处于突变的边界, 此时系统对外界微小扰动会做出突变的响应。

(3) 若 $\tilde{\Delta} < 0$, 这时平衡曲面方程有三个不等的实根, 此时系统处于不稳定区域, 即系统处于潜在突变区域, 系统的状态变量投影落在控制平面的区域 B。

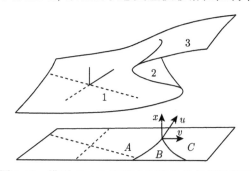

图 3.10　模型 (3.39) 平衡曲面和分歧点集示意图

2. 模型解释

若控制变量 a, b 决定的种群初始密度处于区域 1 时 (且它在控制平面的投影为区域 A), 昆虫种群处于稳定安全区, 种群密度将随控制因子变化而变化, 且外界环境适合于猎物种群的生长; 由于天敌的控制具有一定的滞后效应, 猎物种群密度将增加, 当增加到其在控制平面的投影落入区域 B 时, 种群处于潜在的暴发区, 此时若不增加控制因子的控制效应, 猎物种群的密度将产生剧变, 将从系统流形曲面的下叶跃迁到系统流形曲面的上叶, 到达稳定暴发区。就天敌种群调节害虫而言, 要控制种群密度在稳定的安全区域内防止其跃迁为稳定危害状态。害虫一旦稳定暴发, 将要耗费较多的天敌数量或人力物力才能使种群密度降到安全区域以内, 这就是突变系统的滞后性。

若猎物种群的初始密度处于区域 2, 即系统流形曲面的中叶。由于此位置对应于系统的不稳定状态, 系统将发生跃迁至系统的下叶, 或者上叶。处于此位置的种群对于外界的少许变化, 都将产生突变。在自然界中不可能存在这样的种群, 对应一种变化产生两种结果, 这是自然种群的一种不可到达的状态。这就是突变系统的不可到达性。

若猎物种群的初始密度处于区域 3, 且投影落至控制平面的区域 C 时, 此时猎物种群已经处于暴发的状态, 如果单纯地依靠自然界中天敌种群的控制不可能在短期内达到降低种群密度的目的。此时需要在释放天敌或使用农药进行生态管理。

3. 模型参数简化得到折叠突变模型

由图 3.10 可以看出折叠突变是尖角突变的特例, 如取模型 (3.39) 中的 $N_m = 0$ 时, 此时猎物种群动态系统达到稳定, 即

$$\nabla_N V = rN\left(1 - \frac{N}{K}\right) - \frac{PkN}{N+d} = 0$$

整理得

$$N^2 + (d-K)N + \left(\frac{kPK}{r} - Kd\right) = 0$$

令 $a = d - K$, $b = \dfrac{kPK}{r} - Kd$, 则得到

$$N^2 + aN + b = 0, \quad \text{故} \quad \left(N + \frac{a}{2}\right)^2 + \left(b - \frac{a^2}{4}\right) = 0$$

由此得到种群动态的折叠突变模型[8,11]。由于自然种群数量总是在平衡态附近变化, 所以 $\nabla_N V$ 并不是总等于零, 对猎物种群系统

$$\frac{\mathrm{d}N}{\mathrm{d}t} = rN\left(1 - \frac{N}{K}\right) - \frac{PkN}{N+d}$$

在天敌种群数量、天敌的捕食率、猎物种群的容纳量和内禀增长率一定的情况下, 对种群的平均增长率和种群密度之间的关系进行模拟得图 3.11。

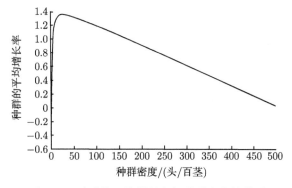

图 3.11　种群的平均增长率与种群密度的关系

由图 3.11 可知, 当种群密度较小时, 种群的平均增长率随种群密度的增加而增加; 当种群数量达到一定的限值时, 种群的平均增长率呈减小趋势; 当种群达到其容纳量时, 种群的平均增长率降低到零。这与赵惠燕、李典谟等的研究相符[8,11], 且模拟图形与实际研究形成的图形更相近。

上述分析表明: 从一个天敌胁迫下猎物种群的动态模型出发, 经推理得到了种群动态的尖角突变模型在解释实际现象方面更具说服力。初始模型中各参数都有具体的生物学意义使得最后所得的复合控制变量 a, b 无须进行坐标变化便可判断系统所处的状态。如取种群的内禀增长率 0.23, 容纳量为 500(头/每茎), 天敌的饱和捕食量为 300(头), N_m 为 50(头/百茎), 半饱和系数为 150, 经计算得 $\bar{\Delta} < 0$ 可判断猎物种群处在潜在的暴发区。模型参数简化后得到的模型与以往研究相比较更符合实际情况。

3.4   尖角突变模型在棉田有害生物生态管理中的应用

突变理论在生物学中的应用多体现在通过模型了解控制因素与状态变量之间的关系, 确定性模型很是少见, 如尖角突变模型尖角区域的确定就是难点问题之一。

棉花苗蚜是棉花苗期主要害虫, 每年都有发生, 且受气候、天敌等多因素影响。发生量时大时小, 发生时间或前或后, 严重时叶片翻卷, 株皱缩、枯死造成损失。用传统方法很难完全描述和预测这种复杂现象。本节基于突变理论分时段解释和预测这种情况, 并确定尖角区域。

为使描述性模型更符合实际, 以陕西泾阳 1965~1976 年连续 12 年的蚜量、天敌量及气象等因素为基本统计资料。各种变量在每一年 5 月中旬 ~6 月下旬以旬为一个时段单位。用每年本时段以及相应的前 4 个时段的气温、降水等气象因素为控制变量 P; 以前一时段的棉田、百网瓢虫、拟猎蝽、草蛉、花蝽、蜘蛛等的数量, 以及 4 月下旬花椒上蚜量和本旬天敌量 (包括棉田瓢虫、草蛉、僵蚜、食蚜蝇等) 代表天敌控制变量 Q。用主分量分析, 将其 20 多个子变量简化成两个复合的突变量即

$$P = a_1 + a_2 x_1 + + a_3 x_2 + \cdots + a_n x_n - 1$$
$$Q = b_1 + b_2 y_1 + b_3 y_2 + \cdots + b_m y_m - 1$$

因时段不同, 其复合变量方程也不同, 本节用 1978~1980 年、1986~1989 年共 7 年系统调查资料进行验证。

3.4.1   棉田苗蚜生态系统尖角突变模型及尖角区域分析

按上述资料处理方法, 将 12 个年份的 29 个子变量转化为两个控制变量, 加上状态变量 X(苗蚜种群动态), 构成的状态曲面由下式决定:

$$X^3 + QX + P = 0 \tag{3.45}$$

在由 P, Q 和 X 组成的三维空间里, 具有一个尖角形褶皱部分的曲面 (图 3.12)。显然式 (3.46) 为尖角突变模型的数学表达, 令

$$\tilde{\tilde{\Delta}} = \left(\frac{P}{2}\right)^2 + \left(\frac{Q}{3}\right)^3$$

当 $\tilde{\tilde{\Delta}} < 0$ 时, 对满足该条件的一对 P, Q 值有三个不相等的 X 值与之对应, 这时 P, Q 值所对应的点处在尖角区域内。

当 $\tilde{\tilde{\Delta}} > 0$ 时, 对满足该条件的一组 P, Q 值仅有一个 X 值与之对应, 这时 P, Q 值所对应的点在尖角区域之外。

当 $\tilde{\tilde{\Delta}} = 0$ 时, 若 $P = Q$, 则 $X = 0$, 这时对应的点是尖角的地方。

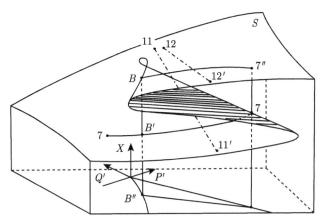

图 3.12 棉花苗蚜尖角突变模型

为了确定包围尖角区域的边界, 只需令 $\nabla = P_{22} + Q_{33} = 0$, 即满足上述条件的所有 P, Q 所对应的点都在尖角区域的边界上 (分歧点集)。

当 $\tilde{\tilde{\Delta}} = 0$ 时, 即 $\left(\frac{P}{2}\right)^2 = -\left(\frac{Q}{3}\right)^3$ 时, 则

$$P = \pm 2\sqrt{\left(\frac{-Q}{3}\right)^3} \tag{3.46}$$

由式 (3.46) 可以看出: 尖角位置在 P 轴的下方, 即当 Q 为负值时, P 才有实数, 而且围成的尖角区域的边界线对称于 Q 轴 (图 3.13)。

根据实际调查数据, Q 和 P(天敌与气候控制变量) 不可能为负, 尖角区域也不应当对称于 Q 轴。因此, 需将原来的坐标系进行坐标变换。将原来的 P, Q 轴同时

平移和旋转一个角度, 这样新坐标系记为 $P'O'Q'$。根据图 3.12, 突变模型中的褶皱 S 曲面在 $(P'O'Q')$ 平面上的投影就是尖角型曲线, 相应尖角区域是研究苗蚜突变问题的关键。由图 3.13(a) 可以看出: 2∼9 点处于稳定的安全区内, 它们都位于尖角区域的左侧, 一般状态下 (P', Q') 点离尖角区边界线越远 (如点 6,7), 说明该年份所处的状态越好; 1, 10, 12 三点位于尖角区域内, 因而处于潜在为害区内; 点 11 处于稳定为害区内。应当指出, 图 3.13 中各编号的位置并不表示每年本旬的蚜量, 而是每个点的两个控制变量所处的状态。应用前述不同年份不同时段的原始子变量, 计算出 P, Q 值, 经坐标变换确定待检点在 $(P'O'Q')$ 平面上的位置, 可以立即判断出该年份该时段所处的状态, 并且可以预示应该采取何种措施促其逆转, 向良性状态发展。

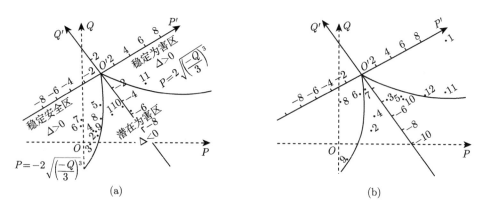

$$(a) \qquad\qquad\qquad (b)$$

图 3.13　棉花苗蚜突变区域边界的确定 (5 月)

(a) 5 月中旬; (b) 5 月下旬

从图 3.13 和图 3.14 看, 12 个年份 12 个位点在不同时段所处的位置不同。说明在一年内由控制变量控制的苗蚜状态在变化, 即由稳定安全区进入潜在为害区, 最后突变至为害区。随着时间和控制变量的变化, 状态变量又会从稳定的为害区逆转, 经潜在为害区突变至稳定的不会造成为害的安全区。第 7 点 (1971 年) 就是一个很好的例证, 5 月中旬, 第 7 点位于稳定安全区 (图 3.13(a)), 5 月下旬进入尖角区即潜在为害区 (图 3.13(b)); 到 6 月上旬已突变至为害区 (图 3.14(a)); 接着逆转, 到 6 月中旬已返回潜在为害区 (图 3.14(b)); 6 月下旬已进入安全区了 (图 3.14(c))。有的年份如第 11 点 (1975 年), 5 月中旬就已处于为害区, 后由控制变量受到控制, 使其逆转至安全区。类似上述的年份还有第 1 点和第 12 点 (即 1965 年, 1976 年), 其状态的变化都曾突变造成为害, 最后又逆转; 并且各年份处于为害区的时期不同, 有的在 5 月下旬 (点 1, 1965 年; 点 12, 1976 年), 有的在 6 月上旬 (点 7, 1971 年), 还有的年份跨越两旬即 6 月中旬和下旬 (点 8, 1972 年), 造成较长期危害。另外, 12 年中, 有的年份从未出现过突变现象, 至多进入潜在为害区, 不会造成危害, 如第 2~5 点 (1966~1970 年), 泾阳连续 12 年的资料如此, 杨凌 1978~1980 年、1986~1989 年不连续的资料也是如此 (表 3.3)。这就从理论上解释了为什么不同年份发生为害的时间与轻重不同的原因。利用上述模型去指导生产实际, 首先要在蚜虫造成为害即突变至为害区之前, 调整控制变量, 即由 (P', Q') 决定的点接近边界线以前调整控制变量。就目前科学发展的水平, 无法调整控制变量 P(气象复合因素), 只有加大天敌数量即调整控制变量 Q, 如人工助迁瓢虫, 释放蚜茧蜂、草蛉等生物防治方法, 使状态逆转, 恢复至安全区内。如果 (P', Q') 所决定的点已落入为害区, 即突变至为害区, 或调整 Q 不能完全控制其行将突变的过程, 必须采用外力控制变量 (如农药) 使状态逆转。因为一旦进入为害区后, 其逆转过程有一个滞后作用。例如第 7 点 (1971 年)5 月中旬在尖角区域之外的安全区 (图 3.12), 随着时间和控制变量的变化, 6 月上旬已进入尖角区边缘 7′ 处, 接着突变至为害区 7″ 处, 即曲面上半部。若仍采用调整 Q' 的办法 (P' 不变), 使系统的状态达到 B 时发生逆转形成突变, 转移到 S 曲面的下半部的 B' 点上, 表明已达到稳定安全区。但在 $(P'OQ')$ 平面上对应的 B'' 点表示控制变量仍在发生突变的临界区, 而 B'' 对应的 Q' 值远大于 7″ 的对应值。所以必须加大 Q 值或加入外力, 才能使逆转过程加快, 从而达到安全区, 这就是突变模型的第一个重要性质, 即滞后性。此性质从理论上解释了众所周知的天敌作用的滞后效应。

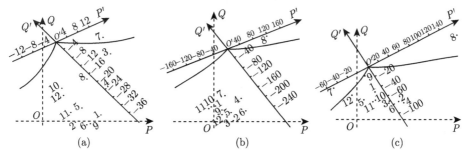

图 3.14 棉花苗蚜突变区域边界的确定 (6 月)

(a) 6 月上旬; (b) 6 月中旬; (c) 6 月下旬

突变模型显示的棉蚜突变过程还有另外三个特性: 突变性、多态性和分支性。当棉蚜系统处于稳定状态时, 只要输入的条件不超过使生态系统保持其稳定的允许范围, 则稳定状态得以保持。如果输入条件超过了稳定的许可边界, 如气候条件极为适合蚜量增长, 蚜虫生态系统就由稳定状态变成不稳定状态, 这个转变过程往往是渐变到突变的过程。上例已说明: S 曲面上 (图 3.12) 每个点的移动都是系统的行为或状态随时间而变化的, 能在一定条件下发生突变, 这就是突变性。

上述实例还说明: S 曲面上 $7'$ 点和 $7''$ 点对应相同的控制变量, 即具有近似相等的 P, Q 值, 但它们所对应的状态变量 X 值不同, 即有两个 X 值与该组 P, Q 值对应, 这就是系统的多态性, 在尖角区内所有点都具有多态性。因此, 必须有意识地输入一定的能量控制蚜害, 达到保护棉花提高产量之目的。

突变模型具有发散性。例如, 在 S 曲面上的位置很相近的 11、12 点 (5 月下旬, 图 3.13(b)), 如果输入的外力不同 (即控制变量不同), 就会产生不同的行为轨迹。图 3.12 表明 12-12′ 点的行迹在 S 曲面的上半部, 而点 11-11′ 的行为轨迹已达到 S 曲面下半部。由此看来: 两条行迹的 P 值相差很小, 且都是朝 Q 值减少方向, 但产生了不同的行迹, 这就是系统的发散性。要想使点 12 也回到 S 曲面下部, 必须调整控制变量 P 或施加外力。前述已表明, 人们不容易调整 P, 这时只有采用药剂防治, 才能使其转化。由此看来, 化学防治对 R 对策害虫的蚜虫是不可缺少的有效的手段之一。当然, 也可采用加大释放天敌的手段促其转化。

3.4.2 应用尖角区域制订棉花苗蚜动态防治指标

目前生产上制订的防治指标是以蚜量多寡为标准的, 没有考虑天敌与气象因素的影响, 并且是静态的。国内外有些研究也考虑了这些因素, 也提出过动态指标, 但大多数仍摆脱不了蚜量多少的标准, 且无天敌与气象影响的确定性模型。应用尖角区域制定防治指标既考虑天敌、气象等因素, 又是动态的。

从图 3.13 和图 3.14 可以看出: 由 P', Q' 决定的值随时段变化。时段延伸, 各点的确定位置下降。若处于危害区和潜在危害区的绝对值增大即时段变化, 其尖角区域的边界延长, 这种延长着的边界值就是棉花苗蚜的动态防治指标。只要根据资料与实际情况求出 P, Q 值, 就可做出防与不防的决策。若用原坐标系表示其尖角区域边界值或动态防治指标, 结果见表 3.4。将杨凌区调查资料 (表 3.3) 与之比较, 很快可确定其所处的区域, 并且可做出防治与否的决策。

表 3.3　杨凌地区不同时期棉花苗蚜突变区域及 P, Q 值

年份	5 月中旬			5 月下旬			6 月上旬			6 月中旬			6 月下旬		
	P	Q	区域	P	Q	区域	P	Q	区域	P	Q	区域	P	Q	区域
1978	0.38	−1.637	安全	0.41	0.25	安全	7.68	1.50	潜害	449.5	172.347	潜害	108.62	74.81	潜害
1979	0	11.65	安全	0	−1.25	安全	5.92	8.52	潜害	7.92	−44.01	安全	0	71.09	潜害
1980	1.12	8.26	安全	0.59	−0.86	安全	0	1.04	安全	1.12	58.73	潜害	0	78.14	潜害
1986	1.13	10.32	安全	5.80	0.86	潜害	0	7.28	潜害	0	−20.61	潜害	0	78.15	潜害
1987	0	4.27	安全	0	−1.591	安全	1.08	−5.56	安全	1.12	54.18	潜害	1.12	185.94	潜害
1988	0	9.56	安全	5.34	−0.006	潜害	6.04	8.11	潜害	35.8	−91.42	潜害	1.12	94.12	潜害
1989	1.43	3.59	安全	1.14	−0.648	安全	5.89	3.32	潜害	0.68	77.50	安全	1.13	62.15	潜害

表 3.4 杨凌地区棉花苗蚜不同时期、不同类型区域 P, Q 值

分区	5 月中旬		5 月下旬		6 月上旬	
	P	Q	P	Q	P	Q
安全区	< 1.96	< 3.97	< 2.33	< 6.14	< 4.10	< 0.4
潜在为害区	3.19 − 4.96	2.83 − 3.93	2.91 − 6.21	0.97 − 5.37	4.69 − 18.35	0.33 − 29.81
为害区	> 5.10	> 6.10	> 8.91	> 5.39	> 17.90	> 30.00

分区	6 月中旬		6 月下旬			
	P	Q	P	Q		
安全区	< 40	< 15	< 19.92	< 56.16		
潜在为害区	−16.82 − 82.17	−17.32 − 64.14	−1.55 − 80.32	26.19 − 71.18		
为害区	> 90.00	> 70.00	> 100.00	> 60.00		

不同年份棉花苗蚜突变形成为害的过程, 完全符合尖角型突变模型。不同时期确定性的尖角区域为棉花生产上害虫的防治提出了一个动态的、考虑因素较为全面的指标。突变模型反映了苗蚜突变及其逆转过程的 4 种特性, 其中滞后性尤应引起重视。

此模型仅以天敌和气象因素为控制变量, 若再加上棉花生长量和化学农药作为第三、第四控制变量, 构成双曲型或椭圆型突变模型, 就能更好地描述棉田生态系统。可以告诉人们什么时期调节蚜虫数量、怎么调节 (物理或化学方法)、用什么样的农药 (生物农药和化学农药)、多大的剂量与强度。

控制变量 P 本身的变化过程就是一个突变过程 (属于另一系统的突变过程)。而控制变量 Q 也是随蚜虫消长过程会产生突变的。这说明突变现象是普遍存在的, 同时表明生物动态系统的复杂性和研究的困难性。

运用突变论分析生物学、行为学和生态系统是巨大而艰难的任务。国内研究尚处于开始阶段, 本节作了进一步探索, 旨在更好地解释灾变现象, 为生产提供合理的防治策略。

3.5 尖角突变模型在病虫害预测预报中的应用

3.5.1 农业病虫系统尖角突变模型的数学表达

在农业生态系统中气候因素是病虫系统发生、发展与变化的一个重要控制变量; 病虫害的承载物 - 作物、天敌、种间种内关系是病虫系统的另一类重要组分, 也是影响乃至控制病虫害发生变化的重要控制变量。以气象因素为主要控制病虫系统的一个变量 P, 作物、天敌等生物因素为控制病虫发展的另一变量 Q, 以病虫本身的发展变化为状态变量 X, 则病虫系统为一个由 P, Q 和 X 组成的三维空间 (图 3.12), 其模型为: $X^2 + QX + P = 0$。这就是农作物病虫系统尖角突变模型的一般

数学表达。在此系统中控制变量 P 和 Q 将状态曲面 S 分成三个部分, 即左下叶的稳定安全区 (病虫害发生轻度为害或不产生危害); 中部的重叠区 (中下部是潜在为害区, 病虫中度或偏重发生, 中上部是潜在恢复区) 和右上叶的稳定为害区 (病虫害大发生并造成危害)。其中, 中部重叠区是一不稳定区域, 只要控制变量所确定的值落入尖角边界上限, 状态变量就会发生突变到达稳定为害区。状态变量一旦落入稳定为害区, 就必然会给作物造成危害。如果作物的补偿能力强则有逆转的可能性, 但一般情况下逆转过程很难完成。因为落入了稳定为害区的状态变量必须经潜在恢复区才能突变至左下叶的稳定安全区。此时, 状态变量所对应的 P, Q 值远大于潜在为害区的右边界值。由此可以看出, S 曲面上折叠部分在 P, Q 平面上的投影就是研究病虫突变问题的关键。确定突变区域的方法与公式推导见参考文献 [27]。

3.5.2 农田病虫害尖角突变模型的应用

以陕西等地区 1949~1979 年预测预报资料和 1978~1992 年系统调查资料, 以及气象资料为病虫突变预测的基本统计素材。其资料处理方法类似参考文献 [26]。先求出控制方程 P, Q, 然后根据坐标变换求得 P', Q' 及 X 值, 并将其绘在变换后的坐标图上, 根据 X 落入的区域进行农业病虫害的突变预测。仍以上述资料做经典预测, 如多元回归、时间序列、概率分布等, 并对历史资料进行检验。然后与突变预测进行比较。

研究结果发现农田病虫系统的一般突变行为规律是: 最初 P, Q 所确定的状态变量值 (病虫发生量) 在稳定安全区内 (图 3.13), 随着时间与 P, Q 值的变化和作物的生长, 状态值进入潜在为害区。此时, 若环境适宜, 随着 P, Q 发展, 病虫害发生量则突变至稳定为害区; 若环境条件不利, P, Q 值降低或停滞, 则状态值逆返或滞留。表 3.5 是几种重要病虫害的 P, Q 控制方程和统计分析参量。同麦蚜、棉蚜一样, 这种随时间变化的尖角区域边界上限值可作为一般病虫害防治的动态指标。正如前所述: 病虫系统一旦进入稳定为害区, 其逆转过程比较困难, 这不仅需要加大 P, Q 值 (如人工降雨、释放天敌等), 而且必要时要在病虫状态值突变至稳定为害区之前采取化学或物理防治。

1992 年初, 将陕西等地天气预报变量值和生物变量预测值经坐标变换平移等处理后代入表 3.5 中各控制方程中, 求其落入的区域, 并对陕西等地麦棉病虫进行预测。年终对病虫系统实际发生情况进行了调查, 并将突变预测与经典预测进行了比较, 结果见表 3.6。

表 3.5 麦蚜重要病虫害控制方程 P, Q 及统计分析参量

病虫名称	P/Q	控制方程	F	R
麦蚜	P	$P = -1998.54 + 27.57y_2 + 57.78y_4 + 58.68y_6 - 10.79y_7 - 3.65y_8$	64.45**	0.99
	Q	$Q = -93.09 + 116.83z_5 + 32.99z_6$	64.45**	0.88
棉花苗蚜	P	$P = 26.69 - 0.69y_1 - 0.31y_2 + 0.80y_3 - 0.70y_4$ $-0.21y_5 + 0.05y_6 - 0.08y_7 - 0.14y_8$	12.88**	0.97
	Q	$Q = 5.27 + 3.99z_1 - 1.89z_2 - 0.07z_4 - 0.07z_5$	11.71**	0.94
棉花伏蚜	P	$P = 7.48 - 1.14y_1 + 1.04y_4 - 0.05y_8$	6.04*	0.74
	Q	$Q = 2.01 + 0.41z_4 + 1.25z_5 - 2.22z_6$	3.51*	0.78
棉叶螨	P	$P = 42.2 + 21.23y_3 - 0.57y_5 - 0.02y_6$	4.79*	0.87
	Q	$Q = 7.77 - 3.35z_1$	1.46	0.87
棉蓟马	P	$P = 5.15 - 0.76y_3 + 0.85y_4$	2.36*	0.65
	Q	$Q = 8.25 + 0.10z_3$	4.64	0.56
二代棉铃虫	P	$P = -133.49 + 1.15y_1 + 2.82y_4 + 2.19y_5$	10.02**	0.86
	Q	$Q = -50.69 + 1210.84z_1 - 0.04z_3$	110.62**	0.97
小麦吸浆虫	P	$P = -185.86 - 16.08y_1 + 23.39y_4 + 1.16y_{12}$	6.20*	0.78
	Q	$Q = 6951.44 - 505.78z_1 + 38.13z_8$	3.14	0.57
小麦黄矮病	P	$P = -0.43 + 0.63y_2 + 0.40y_4$	14.62**	0.83
	Q	$Q = 1.31 + 0.0014z_5 + 0.0065z_6$	7.17*	0.82
小麦锈病	P	$P = 30.81 - 1.92y_1 + 0.03y_3 - 0.14y_4$	3.98*	0.93
	Q	$Q = 8.15 + 0.01z_1 + 0.0098z_2 + 0.2969z_3 - 0.55z_4$	13.63**	0.96
小麦赤霉病	P	$P = -0.51 + 0.04y_1 - 0.01y_3 + 0.03y_4$	54.08**	0.99
	Q	$Q = 83.32 \times \mathrm{e}^{-0.3883z_1 - 0.80z_2}$	—	−0.95*
小麦白粉病	P	$P = 0.796 + 4.24y_3 - 0.58y_5 + 0.02y_6$	12.78**	0.91
	Q	$Q = 2.73 + 0.45z_2 - 0.38z_3 + 0.25z_5$	16.56**	0.90*

注: * 表示显著符合; ** 表示极显著

表 3.6 农业病虫为害突变预测与常规预测精度比较

病虫名称	1992 年实际发生	突变预测	符合情况	历史符合率/%	会商常规预测	符合情况	历史符合率 */%	平均历史符合率	
								突变	常规
小麦蚜虫	中偏重	中偏重	√	100	中偏重	√	94	94.97	88.15
棉花苗蚜	中偏重	中偏重	√	100	中偏重	√	82.55		
棉花伏蚜	中	中	√	91	中	√	87.67		
棉花叶螨	中偏轻	中偏轻	√	91	中偏重	×	85.55		
二代棉铃虫	中偏重	中偏重	√	100	中偏重	√	91.81		
小麦吸浆虫	中偏轻	中偏轻	√	94	中偏轻	√	86.79		
小麦黄矮病	重	重	√	100	—	—	94.3		
小麦赤霉病	中偏重	中偏重	√	100	中至偏重	√	88		
小麦白粉病	中偏重	中偏重	√	85.7	中至偏重	√	84		

续表

病虫 名称	1992 年 实际发生	突变 预测	符合 情况	历史 符合率/%	会商 常规预测	符合 情况	历史符 合率 */%	平均 符合率	
								突变	常规
小麦锈病	中偏轻	中偏轻	√	83	中偏轻	√	82		
棉花蓟马	中偏轻	中偏轻	√	100	—	—	82		

* 表示四种常规预测 (多元回归、时间序列、概率回归和逐步回归) 平均符合率

从表 3.6 看病虫系统的控制方程多为逐步回归方程和主分量方程, 其准确性高于时间序列概率统计方程和曲线回归方程等方法, 且值达 95%, 显著标准者达 77.27%(17/22), 极显著者达 45.45%(10/22)。从表 3.6 突变预测、常规预测分别与实际发生情况比较来看, 突变预测符合率为 100%, 常规预测为 88.9%(8/9); 再从突变预测历史符合率来看: 对有些病虫的预测准确性较高, 接近 100%, 而对另一些病虫害预测稍为逊色, 原因可能在于系统资料积累得不够, 原始数据记载的不够规范。但用同样资料比较, 突变预测的平均历史符合率为 94.97%, 远高于常规预测。

突变预测与传统或经典预测相比, 突变预测利用了病虫害发生的突变理论、突变规律, 而传统经典预测则利用的是概率理论和线性方程。虽然两类预测法最初的数据处理类似, 如多元回归、逐步回归、曲线回归、概率回归、主分量分析等, 但突变预测更高一筹, 将控制变量分开, 用由综合控制变量 P, Q 所确定的状态变量 X(病虫发生量) 落入病虫系统状态曲面的区域进行预测, 而非仅仅病虫发生量。由此可以看出: 突变预测与经典预测的理论基础不同。突变预测是基于非线性、不连续、不光滑系统, 而其他经典预测是基于线性的或连续的、光滑系统或概率系统。这正是突变预测准确性高的原因之一。

总之, 用突变预测病虫为害, 不仅容纳信息量大 (如两个控制变量各容纳多个子变量, 无或少子变量间的相互干扰), 准确性高, 且覆盖面广。不仅可分析病虫系统一般动态 (不发生突变的动态)、突变动态, 而且可预测病虫发生量、为害程度, 以及预测采取某种措施后将造成什么结果, 怎样补救等。

3.5.3   尖角突变模型应用过程中的特点

许多病虫害大发生、大流行的现象均可在气候变化与生态环境运动规律间找到相应的原因。突变预测将气象作为控制病虫系统的变量之一单独列出, 仅此就优于经典预测。但是, 应该看到气象控制变量本身的发展变化过程, 就是一不断发生突变的非线性过程, 只不过不同于生物突变过程, 这说明了自然界的复杂性和研究的困难性。

就麦蚜突变预测, 过去认为由小麦和麦蚜发生特性决定了麦蚜生态系统发生突变后不能逆转[23]。但事实上, 只要条件适宜, 麦蚜生态系统也会发生逆转, 如 1992

年陕西渭北旱塬等地小麦灌浆前 (4 月 25 日前), 麦蚜为害已进入稳定为害区了。到 5 月中旬, 因为生物控制变量 Q 的增大 (天敌的跟随现象), 蚜虫状态已逆转突变返回稳定安全区了。由此看来, 认识自然、改造自然是一个不断深化的过程。

自从 Thom(1972) 创立突变论以来, 国际科学界做了大量的研究工作[11,28-30], 但真正用于实际, 用于预测的很少, 几乎没有。原因在于突变模型的解析解难以表出, 突变区域的边界难确定, 控制变量难选择以及系统资料不易获得。上述研究利用了病虫系统资料相对容易获得的特点, 巧妙地利用数学方法绕过突变模型解析解表达, 选择了合适的控制变量, 确定了病虫为害的突变区域边界, 因而将突变理论成功地用于病虫的为害预测上。但是, 该预测仅仅考虑了气候与天敌二维控制变量, 而实际病虫系统是多维控制系统, 还应包括作物、其他病虫种间关系、人为因素等控制。所以本节所做的为今后的突变预测起到抛砖引玉的作用。

附　录

1. 脉冲控制原理

定理 3.7[31]　针对模型

$$\begin{cases} \dfrac{\mathrm{d}x(t)}{\mathrm{d}t} = f(t, x(t)), & t \neq \tau \\ \Delta x(t) = -I, & t = \tau \\ x(0) = x_0 \end{cases} \tag{3.47}$$

其中 $\Delta x(t) = x(t^+) - x(t)$, 如果满足如下假设:

假设 H_1: $\varphi_1(t), \varphi_2(t) : [0, T] \to \mathbf{R}, \varphi_1(t), \varphi_2(t) \in C[0, T], T \in \mathbf{R}^+ = (0, \infty)$;

假设 H_2: 存在一个常数 $I > 0$, 使得 $\varphi_1(t) + 2I < \varphi_2(t), t \in [0, T]$;

假设 H_3: $f(t, x(t)) : D \to \mathbf{R}^+$, 其中 $D = \{(t, x(t)) | t \in [0, T], x(t) \in (\varphi_1(t), \varphi_2(t))\}$;

假设 H_4: $f(t, \varphi_1(t)) = f(t, \varphi_2(t)) = 0, t \in [0, T]$;

假设 H_5: $f(t, x(t)) \in C\{\overline{D}\}$, 其中 $\overline{D}$ 是 D 的闭包;

假设 H_6: 对每个 $t \in [0, T]$, 函数 $F(x(t)) = f(t, x(t))$ 在 $M(t) \in (\varphi_1(t), \varphi_2(t))$ 有唯一最大值, $\varphi_1(t) + I \leqslant M(t) \leqslant \varphi_2(t) - I$.

那么, 对 $\forall t \in [0, T]$, 方程

$$g(x(t)) = f(t, x(t)) - f(t, x(t) - I) = 0 \tag{3.48}$$

在 $[0, T]$ 上有唯一连续解 $\psi(t)$, 且 $\psi(t) = (M(t), M(t) + I)$。

考虑下面模型

$$\begin{cases} \dfrac{\mathrm{d}\hat{x}(t)}{\mathrm{d}t} = \hat{f}(t, \hat{x}(t)) & t \neq \hat{\tau} \\ \Delta\hat{x}(t) = -I, & t = \hat{\tau} \\ \hat{x}(0) = x_0 \end{cases} \tag{3.49}$$

其中 $\Delta\hat{x}(t) = \hat{x}(\hat{t^+}) - \hat{x}(\hat{t})$, $\hat{f}(t, x(t))$ 表示为

$$\hat{f}(t, x(t)) = \begin{cases} f(t, x(t)), & x(t) \in D \\ 0, & x(t) \in \{[0, T] \times \mathbf{R}\} \backslash D \end{cases} \tag{3.50}$$

注 3.6　针对模型 (3.47) 和 (3.49), 令 $\Omega = \{t | t \in [0, T], x(t, x_0) = \psi(t)\}$, 其中 $\psi(t)$ 是方程 (3.48) 的解。

设 $x(t)$ 和 $\hat{x}(t)$ 分别是脉冲微分方程 (3.47) 和 (3.49) 的解, 表示为

$$x(t) = \begin{cases} x(t; 0, x_0), & t \in [0, \tau] \\ x(t; 0, x(\tau; 0, x_0) - I), & t \in (\tau, T] \end{cases} \tag{3.51}$$

$$\hat{x}(t) = \begin{cases} x(t; 0, x_0), & t \in [0, \hat{\tau}] \\ x(t; 0, x(\hat{\tau}; 0, x_0) - I), & t \in (\hat{\tau}, T] \end{cases} \tag{3.52}$$

其中 τ 和 $\hat{\tau}$ 都是脉冲时刻, τ 是最佳脉冲时刻, $\hat{\tau}$ 是除了 τ 以外的 $[0, T]$ 上的任意时刻, 在 τ 时刻脉冲时使得在 T 时刻的数值最大。

定理 3.8[31]　对模型 (3.48) 和 (3.50), 在满足定理 3.1 条件的基础上, 还满足

假设 H_7: $f(t, \varphi_1(t)) \in C^1(D)$;

假设 H_8: $f(t, x(t)) + [f_t(t, x(t)) + f_t(t, x(t) - I)]/[f_x(t, x(t)) + f_x(t, x(t) - I)] > 0, (t, x(t)) \in [0, T] \times [M(t), M(t) + I]$, 其中 $f_t(t, x(t)) = \alpha f(t, x(t))/\alpha t, f_x(t, x(t)) = \alpha f(t, x(t))/\alpha x(t)$;

假设 H_9: $\varphi_1(t)$ 在 $[0, T]$ 上单调减少;

假设 H_{10}: $\varphi_2(t)$ 在 $[0, T]$ 上单调增加;

假设 H_{11}: $\varphi_1(0) + I \leqslant x_0 < \varphi_2(0)$,

如果 $\Omega = \tau$ 且 $\tau \neq \hat{\tau}, \hat{\tau} \in [0, T]$, 那么 $x(T) > \hat{x}(T)$。

2. 定性理论

考虑平面自治系统模型

$$\begin{cases} \dot{x} = P(x, y) \\ \dot{y} = Q(x, y) \end{cases} \tag{3.53}$$

对于模型 (3.53) 的任何奇点 (x_0, y_0), 在变换 $\bar{x} = x - x_0, \bar{y} = y - y_0$ 下, 总可以化为某一新系统的奇点 $\bar{O}(0, 0)$。因此不妨假设 $P(0, 0) = Q(0, 0) = 0$, 以下讨论系

统在奇点 $O(0,0)$ 邻近的性态。进一步假设 $P(x,y), Q(x,y)$ 在原点 O 邻域内对 x, y 有足够高阶的连续偏导数，从而模型可以写成

$$\begin{cases} \dot{x} = P_m(x,y) + \phi(x,y) \\ \dot{y} = Q_n(x,y) + \psi(x,y) \end{cases} \quad (3.54)$$

其中 P_m, Q_n 分别是 x, y 的 m, n 次齐次多项式；$m, n \geqslant 1$，且当 $\rho = \sqrt{x^2 + y^2} \to 0$ 时，$\phi = O(\rho^m)$，$\psi = O(\rho^n)$。

当 $m, n = 1$，$\phi \equiv \psi \equiv 0$。对模型 (3.54)，记 $P_m(x,y) = P_1(x,y) = ax + by$，$Q_n(x,y) = Q_1(x,y) = cx + dy$，其对应线性系统为

$$\begin{cases} \dot{x} = ax + by \\ \dot{y} = cx + dy \end{cases} \quad (3.55)$$

定义 3.1 设 $O(0,0)$ 是模型 (3.54) 的奇点，并且 $m = n = 1$，

(1) 若 ϕ, ψ 不同时为零时，点 O 称为非线性奇点。

(2) 若 $\phi \equiv \psi \equiv 0$ 时，点 O 称为线性奇点。

定义 3.2 设 $O(0,0)$ 是模型 (3.55) 的奇点，

(1) 当 $ad - bc \neq 0$ 时，点 O 称为初等奇点。

(2) 当 $ad - bc = 0$ 时，点 O 称为高阶奇点。

注 3.7 当 $ad - bc = 0$ 时，线性系统模型 (3.55) 的系数成比例，由 $\mathrm{d}y/\mathrm{d}x = k$ 知，系统的轨线分布在一族平行线上。又因为 $ad + bc = 0$ 直线上的点都是奇点，故称该直线为奇线。

模型 (3.55) 相应的矩阵形式为

$$\begin{pmatrix} \dot{x} \\ \dot{y} \end{pmatrix} = \boldsymbol{A} \begin{pmatrix} x \\ y \end{pmatrix} \quad (3.56)$$

其中 $\boldsymbol{A} = \begin{bmatrix} a & b \\ c & d \end{bmatrix}$，$a, b, c, d$ 是常实数。

相应的特征方程是

$$D(\lambda) = \begin{vmatrix} a - \lambda & b \\ c & d - \lambda \end{vmatrix} = \lambda^2 - (a+d)\lambda + ad - bc = 0 \quad (3.57)$$

令 $T = a + d$，$D = ad - bc$ 得

$$\lambda^2 - T\lambda + D = 0 \quad (3.58)$$

定理 3.9 对模型 (3.54)，

(1) 当 $D < 0$ 时, 则相应线性模型 (3.55) 的奇点 $O(0,0)$ 是鞍点;

(2) 当 $D > 0$ 时, 则有以下三种不同情形:

(I) $T^2 - 4D > 0$, 则相应线性模型 (3.55) 的奇点 O 是结点,

a. 当 $T < 0$ 时, 结点是稳定的,

b. 当 $T > 0$ 时, 结点是不稳定的。

(II) $T^2 - 4D = 0$, 且 $b \neq 0$ 或 $c \neq 0$, 则线性模型 (3.55) 奇点 O 是退化结点, 当 $b = c = 0$ 时, 奇点是临界结点, 其稳定性由 T 的符号决定:

(III) $T^2 - 4D < 0$, 如果 $T \neq 0$, 则线性模型 (3.55) 奇点 O 是焦点,

a. 当 $T < 0$ 时, 奇点为稳定的;

b. 当 $T > 0$ 时, 奇点为不稳定的;

c. 当 $T = 0$ 时, 则奇点 O 是中心。

参 考 文 献

[1] 何平, 赵子都. 突变理论及其应用. 大连: 大连理工大学出版社, 1989.

[2] 梁焱, 郭有仪, 郁永章. 橡胶低温破碎条件的突变分析. 低温工程, 2001, (3): 34-39, 43.

[3] 刘长征, 李迪, 孙尧. 基于突变理论的心脏运动数学描述. 国外医学生物医学工程分册, 2003, 26(4): 162-165.

[4] 裴东河, 孙伟志, 黄锡珉. 近晶液晶相变的突变模型. 液晶通讯, 1993, 8(1): 23-26.

[5] 王传会, 方志耕, 郭玉强. 广义虚拟资产尖点突变预警模型及其应用研究. 广义虚拟经济研究, 2014, 5(2): 72-79.

[6] 刘绍友, 倪新智, 韩丽娟, 等. 麦长管蚜为害损失及防治指标的研究. 西北农林科技大学学报 (自然科学版), 1986, 14(2): 33-41.

[7] 刘杰. 害虫种群尖角突变模型的定性分析和优化脉冲控制. 辽宁师范大学硕士学位论文, 2015.

[8] 赵惠燕, 汪世泽, 董应才. 应用突变论研究麦蚜生态系统的防治策略. 科学通报, 1989, 34(22): 1745-1748.

[9] Pielou E C. Mathematical Ecology. New York: John Wiley and Sons, 1977.

[10] 翟连荣, 李典谟, 蓝仲雄. 突变论在生态系统分析中的应用 (摘要). 系统工程, 1987, 5(3): 15-19.

[11] 李典谟, 丁岩钦, 蓝仲雄. 种群动态的突变模型. 动物学集刊, 1981, (1): 141-148.

[12] 赵学达, 赵惠燕, 刘光祖, 等. 天敌胁迫下食饵种群动态模型的突变分析. 西北农林科技大学学报 (自然科学版), 2005, 33(4): 65-68.

[13] 赵学达, 刘光祖, 赵惠燕, 等. 天敌胁迫下食饵种群动态数量模型参数的灰色估计. 西北农林科技大学学报 (自然科学版), 2008, 36(6): 185-188.

[14] 孟庆祥. 两种突变模型及其在蚜虫种群动态中的研究与应用. 西北农林科技大学硕士学位论文, 2013.

[15] Lattin J M, Carroll J D, Green P E. Analyzing multivariate data. Belmont: Brooks/Cole-Thomson Learning, 2003.

[16] 冉瑞碧, 魏建华. 棉田食蚜天敌对棉蚜控制效应的研究. 西北农林科技大学学报 (自然科学版), 1985, (1): 14-25.

[17] Gosselke U, Roßberg D, Triltsch H, et al. Computer simulations on the efficiency of cereal aphid predators in winter wheat. IOBC Wprs Bulletin, 2001, 24(6): 59-64.

[18] Gosselke U, Triltsch H, Roßberg D, et al. GETLAUS01: the latest version of a model for simulating aphid population dynamics in dependence on antagonists in wheat. Ecological Modelling, 2001, 145(2): 143-157.

[19] Freier B, Triltsch H, Möwes M, et al. The potential of predators in natural control of aphids in wheat: Results of a ten-year field study in two German landscapes. BioControl, 2007, 52(6): 775-788.

[20] Liu S, Lin Y. Grey information: theory and practical applications. London: Springer-Verlag London, 2006.

[21] Kayacan E, Ulutas B, Kaynak O. Grey system theory-based models in time series prediction. Expert Systems with Applications, 2010, 37(2): 1784-1789.

[22] 赵惠燕. 应用尖角突变理论确定棉花苗蚜突变区域及动态防治指标的研究初报. 植物保护, 1990, 16(5): 2-4.

[23] 赵惠燕. 麦蚜防治决策过程中的尖角突变模型突变区域及防治指标的研究初报. 系统工程, 1991, 9(6): 30-35.

[24] 赵惠燕, 汪世泽, 岳妙云. 棉花苗蚜尖角突变模型及其分析. 生态学杂志, 1993, 12(1): 62-66.

[25] 赵惠燕. 利用尖角突变模型确定病虫害发生的趋势及防治对策的研究. 陕西气象, 1992, (3): 28-30.

[26] 赵惠燕, 汪世泽. 农业病虫害的灾变预测及预报精度分析. 灾害学, 1993, 8(4): 10-14.

[27] 赵惠燕, 汪世泽. 农业病虫危害的突变理论及应用. 西北农业学报, 1993, 2(4): 48-52.

[28] Zhao H, Wang S, Dong Y. Zur anwendung des katastrophen-modells in der erforschung von bek mpfungsstrateg ien des kosystems der weizen-blattlaus. Chinese Science Bulletin, 1990, 35(11): 944-949.

[29] Jones D D, Walters C J. Catastrophe theory and fisheries regulation. Journal of Fisheries Research Board of Canada, 1976, 33(12): 2829-2833.

[30] Woodcock A E R, Poston T. A Geometrical Study of the Elementary Catastrophes. Lecture notes in mathematics. Berlin: Springer-Verlag, 1974.

[31] Angelova J, Dishliev A. Optimization problems for one-impulsive models from population dynamics. Nonlinear Analysis: Theory, Methods & Applications, 2000, 39(4): 483-497.

第4章　燕尾突变模型及在有害生物生态
管理中的应用

4.1　有害生物燕尾突变模型的建立与分析

在农业生态系统中,害虫的发生、发展与变化受到多种因素的影响,如作物状况、气象条件、天敌、次要害虫、害虫本身生物学特征,以及人为因素等。随着这些因素的连续变化,害虫种群的数量并不总是随之连续变化,而是有时会暴涨或突然下降,这是害虫种群数量在环境变化下的突跳现象。害虫大暴发后,当控制因素恢复到害虫数量发生突变时的状态时,害虫数量不会在该点很快下降到原水平,而是在控制因素发展到更不利于害虫生长的状态时,种群数量才会突然降低,害虫数量在上升过程中产生突跳时的状态不同于在下降过程中发生突跳的状态,这就是害虫种群数量变化的滞后性。针对害虫种群变化的这些特点,可借助突变理论来对其进行分析。目前,已有不少学者[1-11]运用突变理论中的折叠突变模型和尖角突变模型来分析研究种群数量变化中的突变现象。由于折叠突变和尖角突变考虑的控制因素只有一个或两个,而害虫种群数量往往在更多因素的综合作用下发生变化。本章在第3章研究基础上,针对在天敌、气象环境及作物状况等因素综合作用下的害虫种群建立燕尾突变模型,并根据燕尾突变模型来分析害虫种群数量的突变现象。

4.1.1　种群动态模型的建立

众所周知,生态学中研究种群生长变化时大多用经典的 Logistic 模型来描述,此模型描述种群的个体增长率和种群密度呈线性关系。该模型形式相对比较简练,模型中各个参数也有明确的生物学意义。但实际研究发现,密度对种群增长的制约效应呈非线性[8,12-14],所以用二次曲线来描述密度对种群增长的制约效应。同时由于种群在增长过程中还受到天敌的胁迫影响,因此本书作者赵学达等、魏雪莲等在种群动态模型中加上天敌捕食胁迫项,关于捕食胁迫项的具体描述见文献 [15], [24],得到描述受天敌、气象环境因素及植被状况影响的害虫种群动态模型:

$$\frac{\mathrm{d}N}{\mathrm{d}t} = rN\left(1 - \frac{eN^2}{K}\right) - \frac{Pk(N-N_m)}{(N-N_m)+d} \tag{4.1}$$

其中 $N > N_m$ 为害虫种群密度, r 为害虫种群的内禀增长率, t 为时间, e 为气象环境对害虫种群密度的影响因子, K 为环境容纳量,可解释为害虫所取食植被的状况,

P 为天敌种群密度, k 为天敌的捕食率, N_m 为捕食行为可实现时害虫的最小量, 为常数, 即害虫量低于该值时, 天敌因捕食行为难以实施而迁移, d 为天敌的饱和捕食量, 也为常数, r 为模型参数, 其值与具体的害虫种群有关。

对模型 (4.1), 可设 P, k, e, K 为控制变量。

为了分析害虫种群平衡状态, 令

$$rN\left(1 - \frac{eN^2}{K}\right) - \frac{Pk(N - N_m)}{(N - N_m) + d} = 0$$

上式说明当种群密度随时间的变化率为零时, 此时害虫种群密度的增长和天敌的捕食达到一种动态平衡, 进一步得害虫状态变量变化平衡曲面方程

$$-\frac{re}{K}N^4 - \frac{re(d - N_m)}{K}N^3 + rN^2 + [r(d - N_m) - Pk]N + PkN_m = 0 \qquad (4.2)$$

随后对平衡曲面 (4.2) 做进一步分析。

4.1.2　种群动态模型的燕尾突变分析

已有研究表明[9]: 害虫种群数量动态往往具有突变性、滞后性、多态性等特征, 而只要观察到害虫系统具有两个以上突变指征时, 就可以采用突变理论的方法来研究害虫种群数量动态模型[16,17]。

对平衡曲面 (4.2), 令

$$a_1 = -re/K, \quad a_2 = -re(d - N_m)/K, \quad a_3 = r, \quad a_4 = r(d - N_m) - Pk, \quad a_5 = PkN_m$$

则平衡曲面 (4.2) 化为

$$a_1N^4 + a_2N^3 + a_3N^2 + a_4N + a_5 = 0 \qquad (4.3)$$

进一步做如下代换

$$x = N + \frac{a_2}{4a_1}, \quad u = \frac{5}{3}\left[\frac{a_3}{a_1} - 6\left(\frac{a_2}{4a_1}\right)^2\right], \quad v = \frac{5}{2}\left[-\frac{a_2a_3}{2a_1{}^2} + 8\left(\frac{a_2}{4a_1}\right)^3 + \frac{a_4}{a_1}\right]$$

$$w = 5\left[-\frac{a_2a_4}{4a_1{}^2} - 3\left(\frac{a_2}{4a_1}\right)^4 + \frac{a_5}{a_1} + \frac{a_3}{a_1}\left(\frac{a_2}{4a_1}\right)^2\right]$$

结合式 (4.3), 得标准燕尾突变模型的平衡曲面方程

$$V' = 5x^4 + 3ux^2 + 2vx + w = 0 \qquad (4.4)$$

即害虫种群数量动态的突变形式为燕尾突变, 其势函数为

$$V = x^5 + ux^3 + vx^2 + wx \qquad (4.5)$$

进一步有

$$V'' = 20x^3 + 6ux + 2v \tag{4.6}$$

其中

$$x = N + \frac{1}{4}(d - N_m), \quad u = \frac{5}{3}\left[-\frac{K}{e} - 6\left(\frac{d - N_m}{4}\right)^2\right]$$

$$v = \frac{5}{2}\left[-\frac{1}{2}\frac{K(d - N_m)}{e} + 8\left(\frac{d - N_m}{4}\right)^3 + \frac{KPk}{re}\right]$$

$$w = 5\left\{-\frac{1}{4}(d - N_m)\left[\frac{KPk}{re} - \frac{K(d - N_m)}{e}\right]\right.$$

$$\left. -3\left(\frac{d - N_m}{4}\right)^4 - \frac{KPkN_m}{re} - \frac{K}{e}\left(\frac{d - N_m}{4}\right)^2\right\}$$

由此可看出 u 为受 K, e (即植被状况和气象环境因素影响的) 综合控制变量, v, w 为受 K, e 和 P(天敌因素) 三者综合作用影响的控制变量。由于 N 大于零, 所以必须大于 $(d - N_m)$。由式 (4.4) 和式 (4.6), 消去 x 便可得到害虫种群燕尾突变分歧点集的方程, 它为三维控制空间中的一个曲面, 见图 4.1。

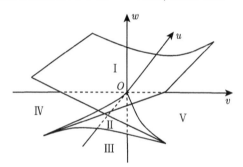

图 4.1　燕尾突变模型的分歧点集

4.1.3　燕尾突变模型分析

由图 4.1 可以看出: 害虫种群燕尾突变模型的分歧点集为三维控制空间 (u, v, w) 中的一个曲面, 而根据突变理论, 在分歧点集上的点可能是导致系统发生突变的临界点, 即当控制点 $P(u_0, v_0, w_0)$ 的变化越过分歧点集时, 系统可能会产生突变, 这些点为突变发生的临界点。

为了更加清楚地了解害虫种群燕尾突变模型的突变形式和机理, 对三个控制变量分别取不同值进行讨论[18]。具体方法是保持三个控制变量中的一个控制变量不变, 再讨论其他两个控制变量变化对系统状态的影响。

情况 1　控制变量 u 保持常数, 分析 $v\text{-}w$ 的变化。

由图 4.1 可看出: 当 $u \geqslant 0$ 和 $u < 0$ 时, 分歧点集的图形是不同的, 因此分别对它们进行分析。

1) $u \geqslant 0$

若 $u \geqslant 0$, v-w 平面被分歧点集分为两个区域, 如图 4.2 所示, 两个区域的分界线由下式确定

$$\begin{cases} v = -10x^3 - 3ux \\ w = 15x^4 + 3ux^2 \end{cases} \tag{4.7}$$

由于对称性, 只考虑 $v = 0$ 时的情形, 此时平衡曲面方程为

$$x^2 = \frac{1}{10}[-3u \pm \sqrt{(9u^2 - 20w)}] \quad (u \geqslant 0) \tag{4.8}$$

当 $w > 0$ 时, 该方程无实数解, 对应图 4.1 中区域 I, 平衡曲面对应的势函数无奇点;

当 $w < 0$ 时, 该方程有两个实数解, 对应图 4.1 中区域 II, 平衡曲面对应的势函数有两个奇点, 一个为极大值点, 另一个为极小值点, 其中极大值点为不稳定平衡点, 极小值点为稳定平衡点。

各区域对应的势函数形式图 4.2。

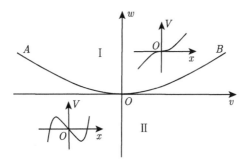

图 4.2 当 $u \geqslant 0$ 时燕尾突变模型的分歧点集截线及各区势函数形式

2) $u < 0$

若 $u < 0$ 时, v-w 平面被分成三个区域 (图 4.2)。

由于区域的对称性, 仅考虑 $v = 0$ 时的情形, 平衡曲面方程为

$$x^2 = \frac{1}{10}[-3u \pm \sqrt{(9u^2 - 20w)}] \quad (u < 0) \tag{4.9}$$

当 $v = 0$ 时, 由方程 (4.7) 得 $w = 0$ 或 $w = 9u^2/20$, 它们为燕尾突变截线和 w 轴的两个交点。

当 $w > 9u^2/20$ 时, 系统位于图 4.3 的区域 I 中, 此势函数无奇点;

当 $0 < w < 9u^2/20$ 时, 系统位于图 4.3 的区域Ⅲ中, 此时势函数有 4 个奇点, 两个极大值点, 两个极小值点, 分别对应系统的两个不稳定平衡点和两个稳定平衡点, 且它们相间排列;

当 $w < 0$ 时, 系统位于图 4.3 的区域Ⅱ中, 此时势函数有两个奇点, 一个极大值点, 一个极小值点, 分别对应系统的一个不稳定平衡点和一个稳定平衡点。

各区域势函数形式见图 4.3。

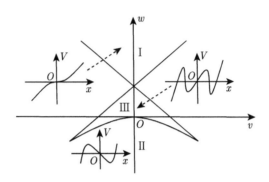

图 4.3　当 $u < 0$ 时燕尾突变模型的分歧点集截线及各区势函数形式

情况 2　控制变量 v 保持常数, 分析 u-w 的变化

不妨设 $v = 0$ 时, 此时 u-w 平面分为 3 个区域, 分歧点集截线见图 4.4。

在区域Ⅰ中, $u > 0, w > 0$ 或 $u < 0, 0 < w < 9u^2/20$, 此时平衡曲面方程无实数解, 即势函数无奇点。

在区域Ⅱ中, $w < 0$, 此时平衡曲面方程有正负两个实数解, 其中负解为不稳定奇点, 正解为稳定奇点, 即势函数有两个奇点, 一个极大值点和一个极小值点。

在区域Ⅲ中, $u < 0, 0 < w < 9u^2/20$, 此时平衡曲面方程有两正两负 4 个实数解, 即势函数有 4 个奇点, 两个极大值点, 两个极小值点, 分别对应两个不稳定点和两个稳定平衡点。

在 u 的右半轴上, 即 $u > 0, w = 0$, 此时平衡曲面方程变为 $x^2 = 0$, 即势函数在 $x = 0$ 处为拐点, 无奇点。

在曲线 OA 上, 即 $u < 0, w = 9u^2/20$, 此时平衡曲面方程有正负两个实数解, 且解在分歧点集上, 即势函数有正负两个拐点, 没有奇点。

在 u 的左半轴上, 即 $u < 0, w = 0$, 此时平衡曲面方程有三个实数解, 即势函数有两个奇点和一个拐点。

综上各区及分歧点集的势函数形式见图 4.4。

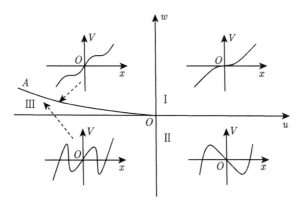

图 4.4　当 $v=0$ 时燕尾突变模型的分歧点集截线及各区势函数形式

情况 3　控制变量 w 保持常数, 分析 u-v 的变化。

不妨设 $w=0$ 时, 对 u-v 平面进行讨论。由图 4.5 可知分歧点集截线把平面分成 4 个区域, 用上述同样方法讨论分歧点集各区对应的平衡曲面方程的解, 得各区及分歧点集势函数形式 (图 4.5)。

通过对不同控制平面上控制变量取不同值时, 势函数及平衡点的变化见图 4.1 的几个区。

在区域 I, 势函数无奇点, 即没有平衡点。

在区域 II, 势函数有 4 个奇点, 即有 4 个平衡点, 其中两个稳定平衡点, 两个不稳定平衡点, 不稳定和稳定平衡点相间排列。

在区域 III、IV、V, 势函数各有两个奇点, 一个稳定平衡点, 另一个不稳定平衡点, 不稳定和稳定平衡点相间排列。

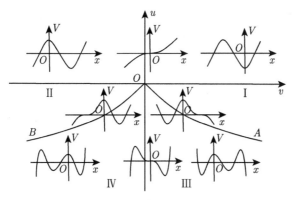

图 4.5　当 $w=0$ 时燕尾突变模型的分歧点集截线及各区势函数形式

通过上述分析, 可解释害虫种群的动态变化, 具体如下。

害虫种群系统的分歧点集曲面为突变可能发生区域。当三个控制变量确定的位置发生变化时, 若控制变量 u, v, w 位置穿过分歧点集所确定的曲面, 系统可能会发生突变, 也可能不会发生突变, 这取决于系统当时所处的平衡点性质是否发生了变化, 即平衡点是否由稳定点变成拐点或消失。由前面分析可知, 当控制变量 (作物营养状态、气象因素和天敌) 所确定的点由图 4.1 中的区域Ⅳ、Ⅴ进入区域Ⅰ, 或由区域Ⅱ进入区域Ⅰ、Ⅲ、Ⅳ、Ⅴ时, 害虫系统所在平衡点的稳定性将发生变化, 要么消失要么变为拐点, 系统会从该稳定平衡点跳到别的稳定平衡点或干脆处于不稳定状态 (如区域Ⅰ中系统所处的状态), 此时系统会发生突变; 而若控制变量 u, v, w 的位置从图 4.1 中区域Ⅰ进入区域Ⅱ、Ⅳ、Ⅴ或从区域Ⅲ、Ⅳ、Ⅴ进入区域Ⅱ时, 此害虫种群系统不会发生突变, 即控制点由稳定平衡点个数多的控制区域向稳定平衡点个数少的控制区域变化, 越过分歧点集时, 系统所在稳定平衡点的性质会发生改变 (或消失或变成拐点), 此时使系统发生突变; 反之, 若控制变量 u, v, w 从稳定平衡点个数少的区域向稳定平衡点个数多的区域变化, 越过分歧点集时, 系统所在平衡点的稳定性不会改变, 此时系统不会发生突变。

4.1.4　燕尾突变模型的应用解释

在害虫种群系统的分析应用中, 可根据实际调查获得的作物营养状况、气候因素资料和天敌数量变动等数据确定模型中各参数的值, 进而确定三个综合控制变量 u, v, w 的值; 根据这三个控制变量确定控制点在分歧点集的位置上随时间的变化, 确定出状态变量的变化趋势。当其变化趋势为害虫系统发生灾害突变的趋势时, 就要采取相应措施, 改变相应控制变量, 使其由潜在突变区域向安全区域发展, 从而减小发生突变造成重大损失的可能性。例如, 若害虫种群系统处在区域Ⅴ (图 4.1), 此时若种群数量较低时, 并使控制变量的变化向区域Ⅱ、Ⅲ、Ⅳ发展或保持在原来区域, 这可使系统的演变不会产生突变而导致害虫种群数量大暴发; 若此时种群数量已处于大暴发时, 且使控制变量的变化向区域Ⅰ方向发展, 这可使系统的演变产生突变从而使害虫种群数量降到低水平。

4.1.5　燕尾突变模型的突变性质分析

由于燕尾突变的平衡曲面是四维超曲面, 状态变量行为图形不能像尖角突变那样直接绘出, 因此对其研究只能通过固定其中一个控制变量画出三维平衡曲面图[16-18]。

固定 u 值, 取 $u \geqslant 0$ 和 $u < 0$ 的情况, 可得图 4.6 和图 4.7 三维平衡曲面图。

由图可看出当 $u \geqslant 0$ 时, 平衡曲面的突变类型为折叠型突变, 而当 $u < 0$ 时, 突变类型既有折叠又有尖角型突变。下面用三维平衡曲面图来讨论燕尾突变具有的突跳性、滞后性、分散性、多模态性和不可达性。

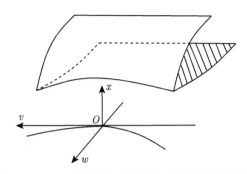

图 4.6　$u \geqslant 0$ 时燕尾突变的平衡曲面及控制平面图

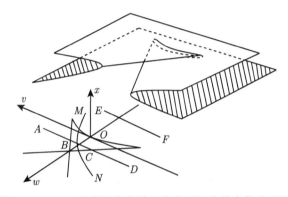

图 4.7　$u < 0$ 时燕尾突变的平衡曲面及分歧点集截面图

突跳性: 由图 4.7 中可看出控制变量从 A 点变化到 D 点, 再到达 C 点时, 系统平衡状态就会发生突跳, 即由处在上方的稳定平衡曲面突跳到处在下方的稳定平衡曲面。若从 M 点按图中曲线变化到 N 点也会发生突跳现象。而控制点若从 E 点按图中路线变化到 F 点, 则系统平衡状态不会发生突跳, 而是从上方曲面连续稳定地变化到下方曲面。这可以解释害虫种群为什么在有的年份会突然大发生, 而另一些年份则不会, 其主要是取决于当年影响虫害发生的控制因素的变化。

滞后性: 当控制变量所确定的点按原路线从 D 点变化到 A 点时, 系统平衡状态不会在 C 点发生突跳, 而是要继续变化直到 B 点才会发生突跳, B 点滞后于 C 点。如在害虫种群大暴发后, 采取人为措施, 释放天敌或改变植被状态, 尽管如此, 系统状态都达到了害虫发生突然暴发时的水平, 但害虫数量仍难以很快下降到危害水平以下, 只有当这些控制因素继续变得更加不利于害虫种群发展时, 数量才会下降, 这乃是控制因素影响的滞后性。

不可达性: 平衡曲面中的斜线部分为不稳定区, 对应系统的不稳定平衡点, 此区域为系统的不可达区域。害虫种群数量在从稳定安全数量向灾害数量暴发时, 往往不经过中间状态, 这说明中间状态就是不可达的。

发散性: 若两个控制点在燕尾截线的尖角邻域 (图 4.7), 以同样的变化方式变化控制点, 系统平衡状态会分别按图中实曲线和虚曲线路径到达不同的平衡曲面, 此为发散性。

多模态性: 在燕尾截线所围封闭区域 (图 4.1 的区域 III) 内, 系统对应两个稳定平衡状态, 即系统在此时所处平衡点可以在上方曲面也可以在下方曲面 (图 4.6 和图 4.7 中阴影部分), 具体在哪个曲面视具体情况而定。

目前在种群生态学研究领域, 用尖角突变模型来分析种群数量动态的研究较多, 而用燕尾突变模型来分析种群数量突变现象的研究相对较少。本节根据所建立的害虫种群在天敌捕食作用下的种群增长模型推导出标准的燕尾突变模型, 并用其来分析害虫种群数量动态变化中的突变现象。同时根据书中对燕尾突变性质的分析结果对燕尾突变模型在实际中怎样应用进行了描述和说明, 为农业生产实际应用中害虫的生态调控提供了一种新的思路、方法和理论依据。

4.2　燕尾突变模型的定性分析

4.1 节从突变理论角度讨论了燕尾突变模型在蚜虫生态系统中的应用, 本节将从应用微分方程定性理论揭示蚜虫害虫种群发生突变的生态学机制。

4.2.1　燕尾突变模型的平衡点稳定性分析

燕尾突变模型的势函数为

$$V(x) = x^5 + ux^3 + vx^2 + wx \tag{4.10}$$

平衡曲面方程为

$$V'(x) = 5x^4 + 3ux^2 + 2vx + w = 0 \tag{4.11}$$

奇点集

$$V''(x) = 20x^3 + 6ux + 2v = 0 \tag{4.12}$$

将式 (4.11) 和式 (4.12) 消去 x 得到突变模型的分歧点集 B 的方程

$$(20w + 3u^2)^3 = 27(20uw - u^3 - 10v^2)^2 \tag{4.13}$$

从图 4.8 可以看出: 分歧点集 B 是关于 $v = 0$ 平面对称的, 设分歧点集 B 把整个三维空间划分成 I、II、III、IV、V 五部分。

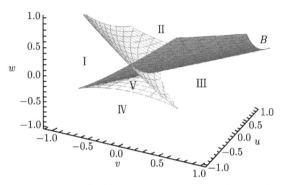

图 4.8 燕尾突变模型的分歧点集 (彩图请扫封底二维码)

现对分歧点集所在各个区域内平衡点的个数和稳定性进行分析, 以往都是通过考虑势函数的极大、极小值来判断系统发展过程中的临界状态和平衡位置, 本节从微分方程定性理论角度来分析害虫系统的突变行为, 势函数与微分方程的关系表示如下

$$\frac{\mathrm{d}x}{\mathrm{d}t} = -\frac{\mathrm{d}V}{\mathrm{d}t} \tag{4.14}$$

这样燕尾突变模型相应的微分方程为

$$\dot{x} = -\left(5x^4 + 3ux^2 + 2vx + w\right) \tag{4.15}$$

令 $y_1 = 5x^4 + 3ux^2$, $y_2 = 2vx + w$, 得

$$\dot{x} = -(y_1 + y_2) \tag{4.16}$$

模型 (4.16) 的平衡点集 (势函数下的奇点) 满足

$$y_1 = -y_2 \tag{4.17}$$

用 Γ_1 表示曲线 $y_1 = 5x^4 + 3ux^2$ (分 $u \geqslant 0$ 和 $u < 0$ 两种情况, 如图 4.9), Γ_2 表示直线 $y_2 = -2vx + w$。将曲线 Γ_1 和直线 Γ_2 同时做出, 可利用它们的位置关系来分析模型 (4.15) 平衡点的个数变化和相应的稳定性。

情况 1 $u < 0$。

从图 4.9(b) 可以看出: 在曲线 Γ_1 存在两个拐点 $T_1(\sqrt{-0.1u}, -0.25u^2)$ 和 $T_2(-\sqrt{-0.1u}, -0.25u^2)$, 两个极小值点为 $T_3(\sqrt{-0.3u}, -0.45u^2)$ 和 $T_4(-\sqrt{-0.3u}, -0.45u^2)$, 一个极大值点为原点 O。设直线 Γ_2 与 y 轴交于点 $Q(0, -w)$, 当点 Q 落在 y 轴正半轴且直线 QT_1 (或 QT_2) 为曲线 Γ_1 的切线时, 模型 (4.16) 的结构会发生变化, 此时直线 Γ_2 的方程为 $y_2 = 2\sqrt{-0.4u^3}x + 0.15u^2$ (或 $y_2 = -2\sqrt{-0.4u^3}x + 0.15u^2$), 不妨令 $w_1 = 0.15u^2$; 当点 Q 落在 y 轴负半轴且过直线 T_4T_3 时, 模型 (4.16) 的结

构也会发生变化, 此时直线 Γ_2 的方程为 $y_2 = -0.45u^2$, 不妨令 $w_2 = -0.45u^2$。这说明的 w 值决定了直线 Γ_2 与纵轴交点的位置, 故可分 $w < w_1, w = -w_1, -w_1 < w < 0, w = 0, 0 < w < -w_2, w = -w_2, w > -w_2$ 7 种情况来判别模型 (4.16) 的平衡点个数及其稳定性。

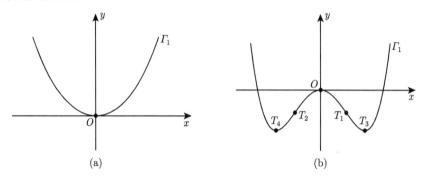

图 4.9　当 $u \geqslant 0, u < 0$ 时的曲线 Γ_1 图形

情况 2　$u \geqslant 0$。

由方程 $y_2 = -2vx + w$ 知, w 的值决定了直线 Γ_2 与纵轴交点的位置, 分 $w < 0$, $w = 0$ 与 $w > 0$ 三种情况来判别模型 (4.16) 的平衡点个数及其稳定性。随后以情况 2 中 $u \geqslant 0, w < 0$ 为例进行分析, 对情况 1 和情况 2 中的其他各情况可做同样讨论。

在图 4.9(a) 中做出直线 Γ_2, 由于 $w < 0$, 说明直线 Γ_2 与 y 轴正半轴交于点 P_1 (图 4.10)。现让控制变量 v 由负值连续地表变化到正值, 此时直线 Γ_2 会绕着点 P_1 从图 4.10(a) 的位置顺时针连续旋转到图 4.10(c) 的位置, 可看出直线 Γ_2 与曲线 Γ_1 始终有两个交点, 这说明模型 (4.16) 始终有两个平衡点 x_1 和 x_2 且 $x_2 < 0 < x_1$。在平衡点 x_1 的左侧, 由于曲线 Γ_1 位于直线 Γ_2 下方, 故 $\dot{x} > 0$, 这说明随着时间的推移, x 会向平衡点 x_1 移动; 在平衡点 x_1 的右侧, 由于曲线 Γ_1 位于直线 Γ_2 上方, 故 $\dot{x} < 0$, 这说明随着时间的推移, x 也会向平衡点 x_1 移动, 即点 x_1 是稳定平衡

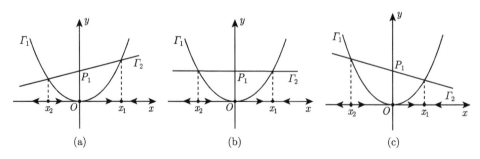

图 4.10　当 $w < 0$ 时直线与曲线的位置变化过程图

点。同样讨论可知点 x_2 是不稳定平衡点, 其他各种情况可做同样分析, 综上可得如下燕尾突变模型分歧点集区域划分定理。

定理 4.1 对模型 (4.16)

(1) 如果参数 u, w, v 落在如下区域 I,

$$\mathrm{I} = \{(u,w,v) \,|\, u \geqslant 0, w \in \mathbf{R}, v > |v_1|\} \cup \{(u,v,w) \,|\, u < 0, w > -w_1, v < -v_1\}$$
(4.18)

则模型有两个平衡点, 其中一个稳定一个不稳定。

(2) 如果参数 u, w, v 落在如下区域 II,

$$\mathrm{II} = \{(u,w,v) \,|\, u \geqslant 0, w > 0, v < |v_1|\} \cup \{(u,w,v) \,|\, u < 0, w > -w_2, v < |v_1|\}$$ (4.19)

则模型无平衡点。

(3) 如果参数 u, w, v 落在如下区域 III,

$$\mathrm{III} = \{(u,w,v) \,|\, u < 0, w > -w_1, v > v_1\}$$
(4.20)

则模型有两个平衡点, 其中一个稳定, 另一个不稳定。

(4) 如果参数 u, w, v 落在如下区域 IV,

$$\mathrm{IV} = \{(u,w,v) \,|\, u < 0, -w_1 < w < 0, v < |v_2|\} \cup \{(u,w,v) \,|\, u < 0, w < -w_1, v \in \mathbf{R}\}$$
(4.21)

则模型有两个平衡点, 其中一个稳定, 另一个不稳定。

(5) 如果参数 u, w, v 落在如下区域 V,

$$\begin{aligned} \mathrm{V} = &\{(u,w,v) \,|, u < 0, -w_1 < w \leqslant 0, |v_2| < v < |v_1|\} \\ &\cup \{(u,w,v) \,|, u < 0, 0 < w < -w_2, v < |v_1|\} \end{aligned}$$
(4.22)

则模型有 4 个平衡点, 其中两个稳定两个不稳定, 且交叉排列 (图 4.11)。

注 4.1 定理 4.1 中的 v_1, w_1, v_2, w_2 的表示如下:

$$v_1 = \frac{\sqrt{10}}{10}\sqrt{20uw - u^3 + \sqrt{\frac{1}{27}(20w + 3u^2)^3}}, \quad w_1 = 0.15u^2$$

$$v_2 = \frac{\sqrt{10}}{10}\sqrt{20uw - u^3 - \sqrt{\frac{1}{27}(20w + 3u^2)^3}}, \quad w_2 = -0.45u^2$$

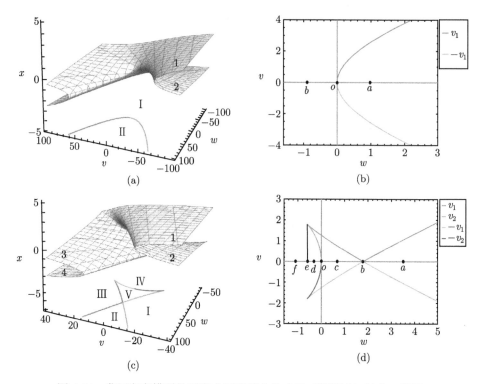

图 4.11　燕尾突变模型的平衡曲面及其分歧点集 (彩图请扫封底二维码)

4.2.2　燕尾突变模型的平衡曲面分析

根据上面的讨论, 也可得到燕尾突变模型的平衡曲面。由于燕尾突变平衡曲面的方程是四维的, 故平衡曲面不能在三维空间中绘出, 但是可以通过固定 u, 得到当 $u \geqslant 0$ 和 $u < 0$ 时, 三维平衡曲面和相应截线图 B_u 的图形 (图 4.11), 当 $u \geqslant 0$ 时平衡曲面由上下两个面构成, 其中曲面 1 为稳定曲面, 曲面 2 为不稳定曲面; 当 $u < 0$ 时平衡曲面由 4 个曲面构成, 其中曲面 1 和 3 为稳定曲面, 曲面 2 和 4 为不稳定曲面, 还可看出曲面 1、2 和 3 构成了一个尖角突变, 而曲面 2、3 和 4 可构成两个折叠突变, 这说明任何形式的突变都可以还原成折叠突变或尖角突变。

4.3　燕尾突变模型的参数估计

为了更好地对蚜虫种群动态进行燕尾突变分析, 需要对修正的 Logistic 方程中的未知参数进行估计。采用灰色系统理论来估计参数, 灰色系统理论可用于描述系统的动态行为, 更重要的是能根据有限的数据估算出系统未知参数[19,20]。

考虑修正的 Logistic 方程

$$\frac{\mathrm{d}N}{\mathrm{d}t} = rN - \frac{reN^3}{K} - \frac{Pk(N - N_m)}{(N - N_m) + d} \tag{4.23}$$

参数意义同模型 (4.1)。

令

$$g_1 = r, \quad g_2 = \frac{r}{K}, \quad g_3 = k \tag{4.24}$$

将上式代入模型 (4.23) 得

$$\frac{\mathrm{d}N}{\mathrm{d}t} = g_1 N - g_2 e N^3 - g_3 \frac{P(N - N_m)}{(N - N_m) + d} \tag{4.25}$$

根据田间调查数据, 知道蚜虫数量是一个关于时间序列的向量, 蚜虫天敌和环境因子也是如此, 即

$$\boldsymbol{N} = (N_1, N_2, \cdots, N_n), \quad \boldsymbol{P} = (P_1, P_2, \cdots, P_n), \quad \boldsymbol{e} = (e_1, e_2, \cdots, e_n)$$

当 $\Delta t > 0$ 并且趋近于零时, 有

$$\frac{\mathrm{d}N}{\mathrm{d}t} = \lim_{\Delta t \to 0} \frac{N_{t+\Delta t} - N_t}{\Delta t}, \quad N = \frac{N_{(i+1)\Delta t} + N_{i\Delta t}}{2}, \quad t = i\Delta t$$

则模型 (4.25) 变为

$$\frac{N_{(i+1)\Delta t} - N_{i\Delta t}}{\Delta t} = g_1 \frac{N_{(i+1)\Delta t} + N_{i\Delta t}}{2} - g_2 e_{i\Delta t} \left(\frac{N_{(i+1)\Delta t} + N_{i\Delta t}}{2} \right)^3$$
$$- g_3 \frac{P_{(i+1)\Delta t} + P_{i\Delta t}}{2} \frac{N_{(i+1)\Delta t} + N_{i\Delta t} - 2N_m}{N_{(i+1)\Delta t} + N_{i\Delta t} - 2N_m + 2d}$$

令 $\Delta t = 1$, 则可得如下结果

$$N_2 - N_1 = g_1 \frac{N_2 + N_1}{2} - g_2 e_1 \left(\frac{N_2 + N_1}{2} \right)^3 - g_3 \frac{P_2 + P_1}{2} \frac{N_2 + N_1 - 2N_m}{N_2 + N_1 - 2N_m + 2d}$$

$$N_3 - N_2 = g_1 \frac{N_3 + N_2}{2} - g_2 e_2 \left(\frac{N_3 + N_2}{2} \right)^3 - g_3 \frac{P_3 + P_2}{2} \frac{N_3 + N_2 - 2N_m}{N_3 + N_2 - 2N_m + 2d}$$

$$\cdots \cdots$$

$$N_n - N_{n-1} = g_1 \frac{N_n + N_{n-1}}{2} - g_2 e_{n-1} \left(\frac{N_n + N_{n-1}}{2} \right)^3$$
$$- g_3 \frac{P_n + P_{n-1}}{2} \frac{N_n + N_{n-1} - 2N_m}{N_n + N_{n-1} - 2N_m + 2d}$$

上式矩阵形式为

$$\boldsymbol{X}_N = \boldsymbol{B}\boldsymbol{g}$$

其中

$$\boldsymbol{X}_N = (N_2 - N_1, N_3 - N_2, \cdots, N_n - N_{n-1})^{\mathrm{T}}, \quad \boldsymbol{g} = (g_1, g_2, g_3)^{\mathrm{T}}$$

$$\boldsymbol{B} = \begin{bmatrix} \dfrac{N_1 + N_2}{2} & e_1\left(\dfrac{N_1 + N_2}{2}\right)^3 & \dfrac{P_1 + P_2}{2}\dfrac{N_1 + N_2 - 2N_m}{N_1 + N_2 - 2N_m + 2d} \\ \dfrac{N_2 + N_3}{2} & e_2\left(\dfrac{N_2 + N_3}{2}\right)^3 & \dfrac{P_2 + P_3}{2}\dfrac{N_2 + N_3 - 2N_m}{N_2 + N_3 - 2N_m + 2d} \\ \vdots & \vdots & \vdots \\ \dfrac{N_{n-1} + N_n}{2} & e_{n-1}\left(\dfrac{N_{n-1} + N_n}{2}\right)^3 & \dfrac{P_{n-1} + P_n}{2}\dfrac{N_{n-1} + N_n - 2N_m}{N_{n-1} + N_n - 2N_m + 2d} \end{bmatrix}$$

根据最小二乘法得

$$\boldsymbol{g} = (\boldsymbol{B}^{\mathrm{T}}\boldsymbol{B})^{-1}\boldsymbol{B}^{\mathrm{T}}\boldsymbol{X}_N$$

即

$$(g_1, g_2, g_3)^{\mathrm{T}} = (\boldsymbol{B}^{\mathrm{T}}\boldsymbol{B})^{-1}\boldsymbol{B}^{\mathrm{T}}\boldsymbol{X}_N$$

上式即模型 (4.23) 的参数估计方程, 代入已知数据可得 g_1, g_2, g_3 的值, 进而根据 $g_1 = r, g_2 = \dfrac{r}{K}, g_3 = k$ 得到 r, K 的估计值。

4.4　燕尾突变模型在麦田麦蚜生态管理中的应用

4.4.1　麦蚜生态系统存在的问题描述

小麦是世界三大主要粮食作物之一, 是我国仅次于水稻的第二大粮食作物。在我国大约有一半人口以小麦为主食, 因此小麦在我国的粮食生产、国家粮食安全和居民消费中占有非常重要的地位。而在小麦的栽培过程中, 常常面临各种虫害的发生, 对小麦的产量和品质造成严重的损失。麦田里有些害虫在各种控制变量的影响下会突然暴发, 造成危害; 另外有些害虫在将要暴发时受到控制变量的作用而未暴发, 这种不连续的变化无法用传统的数学方法得以解决, 而突变理论正是用来研究这类问题的有力工具。

赵惠燕等以气候和天敌为控制变量建立尖角突变模型, 研究农田生态系统中的麦蚜数量动态, 给出了蚜虫防治的关键期及防治强度和病虫害发生的趋势及防治对策; 但三个或三个以上控制变量的突变模型应用研究并不多见, 魏雪莲等以气象因素、天敌、环境容纳量为控制变量建立燕尾突变模型, 通过对分歧点集的分析, 说明了害虫种群数量发生突变的条件和机理, 为害虫生态管理提供了理论依据; Piyaratne 等利用实际数据, 通过计算机编程实现了对燕尾突变模型的模拟和分析。

影响小麦蚜虫种群变化的因素有诸如作物状况、气象条件、天敌、次要害虫、害虫本身的生物学特征, 以及人为因素等多种因素, 如若考虑应用折叠突变和尖角突变来研究蚜虫数量动态, 那么考虑的控制变量只有一个或两个, 而害虫种群数量往往在更多因素的综合作用下发生变化, 如若想考虑多个更为全面控制变量来研究, 那么很难保证选取的控制变量之间是相互独立的。当今全球气候变化的重要标志是全球平均温度升高 0.85℃(IPCC 第五次报告), 中国平均升高 0.9℃, 陕西升高 0.89℃[21]。当研究的区域不变时, 小麦的品种、天敌状况及农民施肥、喷洒的农药是基本不变的, 影响蚜虫种群数量发生变化的主要原因就是当地的气候变化和农作物生长状况, 而气候变化对害虫发生数量、发生世代有显著的影响。燕尾突变模型的应用研究区域位于陕西省中部, 是世界上气候影响最敏感的地区之一[22]。

本节在前人工作的基础上, 将气候变化主要因子温度及湿度作为控制变量, 不再以综合气候因素为控制变量, 研究气候变化大背景下, 气候控制变量对蚜虫数量动态的影响, 分别以温度、湿度、作物生长状况为控制变量建立蚜虫数量动态的燕尾突变模型, 然后对其进行分析。

4.4.2 燕尾突变模型的建立

本节将涉及两个模型: 种群动态模型和燕尾突变模型, 其中种群动态模型是对广义的 Logistic 模型的改进, 添加了温度和相对湿度对种群的影响, 将其转化为燕尾突变模型; 反过来再通过燕尾突变模型的性质来研究害虫种群动态的变化规律。

1. 种群动态模型的建立

生态学中研究种群生长变化的动态时常用经典的 Logistic 模型, Logistic 模型的优点是形式简练, 参数的生物学意义明确, 并且可以反映出种群密度对种群的增长率制约关系; 缺点是当生物种群的外界或自身的某些条件改变时, 内禀增长率和环境最大容纳量是不能改变的常数。然而很多学者研究发现, 生物种群的两个重要指标: 内禀增长率和环境最大容纳量因环境的影响、疾病的传播、天敌的入侵、人为的干扰、天气的变化、环境的改变、温度的骤变等诸多因素的单独影响或者综合影响并不是一成不变的, 因而产生了广义的 Logistic 模型。

考虑广义 Logistic 模型[23]

$$\frac{\mathrm{d}N}{\mathrm{d}t} = rN(K - N)/(K + vN)$$

其中 r 是种群的内禀增长率和 K 是相应的环境最大容纳量。

注 4.2 对上述模型, 当 $v = 0$ 时, 广义的 Logistic 模型则是经典的 Logistic 模型; 当 $v > -1$ 时, 广义的 Logistic 模型描述的仍然是 S 形增长曲线, 但是由于广义模型比经典模型多引进一个参数 $v > -1$, 其所描述的种群动态 (特别是动态曲线出现拐点的位置和时刻) 更广泛多样[23]。

本节在此基础上添加温度和相对湿度的影响, 建立受三种因素, 即温度、相对湿度、作物状况 (环境容纳量) 影响的种群动态模型, 即

$$\frac{\mathrm{d}N}{\mathrm{d}t} = r(e)N\left(1 - \frac{N^2}{K + vN^2}\right) - \frac{hN}{K + vN} \tag{4.26}$$

式中 N 为害虫种群的种群密度, K 为害虫所取食的植被状况 (环境容纳量), $r(e)$ 为温度影响下害虫的内禀增长率, h 为相对湿度, v 为常数。

当种群密度随时间变化率为零时, 即害虫种群密度的变化达到平衡状态

$$\frac{\mathrm{d}N}{\mathrm{d}t} = r(e)N\left(1 - \frac{N^2}{K + vN^2}\right) - \frac{hN}{K + vN} = 0$$

进一步化简整理得

$$r(e)(v^2-v) \times N^4 - [r(e)vk + r(e)k - hv] \times N^3 - r(e)vk \times N^2 - [hk - r(e)k^2] \times N = 0 \tag{4.27}$$

模型 (4.27) 可转化为燕尾突变模型的标准形式。

2. 燕尾突变模型的建立

通过种群动态模型的三个影响因素: 温度、相对湿度、作物状况 (环境容纳量), 构建有三个控制变量的燕尾突变模型, 并用燕尾突变模型平衡曲面方程拟合已经建立的种群动态模型。

燕尾突变模型的势函数标准型

$$V(x : u, v, w) = x^5 + ux^3 + vx^2 + wx \tag{4.28}$$

其中 x 为状态变量, u, v, w 为控制变量。

燕尾突变模型的平衡曲面方程 M 由势函数的一阶导数为零给出, 即

$$5x^4 + 3ux^2 + 2vx + w = 0 \tag{4.29}$$

平衡曲面由 V 的全部临界点组成, 即由燕尾突变系统的全部平衡点组成, 记为 M。它是一个流形, 一个性态很好的光滑曲面。燕尾突变模型的奇点集 S 是平衡曲面的一个子集, 是由势函数 V 的全部退化临界点组成的, 由势函数的二阶导数为零给出, 即

$$20x^3 + 6ux + 2v = 0 \tag{4.30}$$

然后把 S 投影到控制空间 C 中, 即通过联立方程 (4.29) 和 (4.30) 并消去全部状态变量 x 得到分歧点集 B 的方程

$$u(81u^3 + 540v^2)w - 360u^2w^2 + 400w^3 = v^2(27u^3 + 135v^2) \quad (4.31)$$

分歧点集是控制空间中所有使得势函数发生变化的点的集合, 可透过研究临界点之间的相互转换来研究系统的突变特征。随后部分将害虫种群动态方程拟合到燕尾突变模型中去。

比较方程 (4.27) 和方程 (4.31), 令

$$a_1 = r(e)(v^2 - v), \quad a_2 = [hv - r(e)kv - r(e)k], \quad a_3 = -r(e)kv, \quad a_4 = r(e)k^2 - hk \quad (4.32)$$

则将式 (4.27) 简化为

$$a_1 N^4 + a_2 N^3 + a_3 N^2 + a_4 N = 0 \quad (4.33)$$

设拓扑变换

$$x = N + \frac{a_2}{4a_1}, \quad u = \frac{5}{3}\left[\frac{a_3}{a_1} - 6\left(\frac{a_2}{4a_1}\right)^2\right], \quad v = \frac{5}{2}\left[-\frac{a_2a_3}{2a_1} + 8\left(\frac{a_2}{4a_1}\right)^3 + \frac{a_4}{a_1}\right]$$

$$w = 5\left[-\frac{a_2a_3}{4a_1^2} - 3\left(\frac{a_2}{4a_1}\right)^4 + \frac{a_3}{a_1}\left(\frac{a_2}{4a_1}\right)^2\right] \quad (4.34)$$

方程 (4.27) 可拟合为燕尾突变的平衡曲面 (4.26) 的标准形式, 比较模型 (4.26) 和式 (4.28) 可得到 u, v, w 的估计式

$$x = N + \frac{hv - r(e)kv - r(e)k}{4r(e)(v^2 - v)},$$

$$u = \frac{5}{3}\left[\frac{k}{v-1} - 6\left(\frac{hv - r(e)kv - r(e)k}{4r(e)(v^2 - v)}\right)^2\right],$$

$$v = \frac{5}{2}\left[-\frac{[hv - r(e)kv - r(e)k] \times k}{2 - 2v} + 8\left(\frac{hv - r(e)kv - r(e)k}{4r(e)(v^2 - v)}\right)^3 + \frac{r(e)k^2 - hk}{r(e)(v^2 - v)}\right],$$

$$w = 5\left[\begin{array}{c} -\dfrac{[hv - r(e)kv - r(e)k] \times (-r(e)kv)}{4(r(e)(v^2 - v))^2} - 3\left(\dfrac{hv - r(e)kv - r(e)k}{4r(e)(v^2 - v)}\right)^4 \\ \\ + \dfrac{k}{1-v}\left(\dfrac{hv - r(e)kv - r(e)k}{4r(e)(v^2 - v)}\right)^2 \end{array}\right] \quad (4.35)$$

由式 (4.35) 可以看出：燕尾突变模型中的控制变量 u, v, w 均受温度 e、相对湿度 h、作物状况 (环境容纳量) 的综合影响。又因为种群的数量 $N > 0$, 所以 $x > \dfrac{hv - r(e)kv - r(e)k}{4r(e)(v^2 - v)}$。

4.4.3　基于温度、湿度及作物生长环境最大容量的麦蚜生态系统燕尾突变模型的分析及应用

1. 麦蚜数量动态模型的燕尾突变分析

在突变理论中, 当控制变量 u, v, w 连续变化时, 有可能会引起状态变量突然的跳跃或下降。燕尾突变的分歧点集见图 4.12, 分歧点集是控制空间中所有使系统发生突变的点。为更好地研究燕尾突变模型的突变原理, 可通过将控制变量的不同值来研究状态变量的突变情况[24]。

本节根据突变理论, 只研究当控制变量 u 为常数时, 控制变量 v, w 的变化情况。

(1) 当 $u < 0$ 时, 分歧点集方程为

$$\begin{cases} v = -10x^3 - 3ux \\ w = 15x^4 + 3ux^2 \end{cases} \tag{4.36}$$

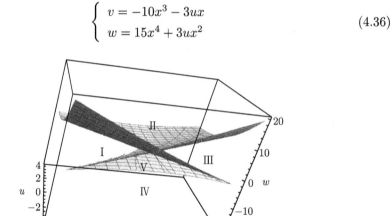

图 4.12　燕尾突变的分歧点集 (彩图请扫封底二维码)

从图 4.13(a) 可以看出: 分歧点集的截线在 $u < 0$ 时是关于控制变量 w 对称的, 因此只研究 $v = 0$ 的情况。此时, 分歧点集的截线与 w 轴交于两点 $w = 0$ 和 $w = 9u^2/20$, 平衡曲面方程可简化为 $x^2 = (1/10)[-3u + \sqrt{9u^2 - 20w}]$。

情况 1　平衡曲面方程有两个不等实根, 一个极大值点, 对应着不稳定平衡点; 另一个极小值点, 对应着一个稳定的平衡点。

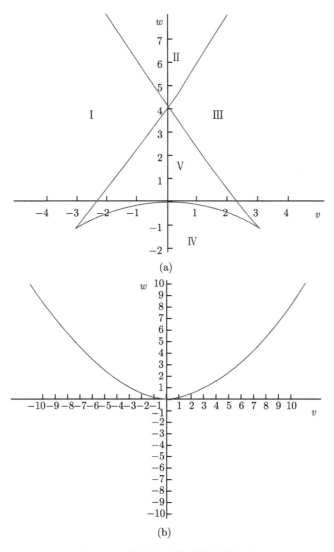

图 4.13 燕尾突变模型的分歧点集

情况 2 当 $0 < w < 9u^2/20$ 时, 平衡曲面方程有 4 个不等的实根, 其中有两个极大值点, 对应着两个不稳定平衡点; 其余两个为极小值点, 分别对应着两个稳定的平衡点。

情况 3 当 $w > 9u^2/20$ 时, 平衡曲面方程没有实数根, 即没有平衡点。

(2) 当 $u \geqslant 0$ 时, 分歧点集如图 4.13(b) 可以看出: 分歧点集在 $u \geqslant 0$ 时, 同样关于控制变量 w 对称, 因此只研究 $v = 0$ 的情况。此时, 分歧点集与 w 轴交于点 $w = 0$。

当 $w < 0$ 时, 平衡曲面方程有两个实根, 一个极大值点对应着系统不稳定的平衡点; 另一个为极小值点对应着一个稳定的平衡点。

当 $w > 0$ 时, 平衡曲面方程没有实数解, 系统没有稳定平衡点。

2. 种群动态模型的燕尾突变的分析应用

在小麦蚜虫数量动态的应用过程中, 可以根据在大田中调查的或者通过实验获得的温度、湿度、作物生长状况的数据来确定燕尾突变模型中三个控制变量 u, v, w 的值, 来确定控制点在燕尾突变分歧点集中的位置, 进而推断出害虫在其中的变化趋势, 随后采取一定措施来控制蚜虫密度, 减少因蚜虫大暴发而带来的巨大经济损失, 有图 4.13 中的如下情况。

情况 1　若蚜虫数量动态处于分歧点集中的区域 V 区且向区域 I、II、III、IV 4 个转化时, 蚜虫数量将会发生突变。若此时蚜虫密度处于较低的位置, 应使控制条件继续处于此区域。若此时的蚜虫动态正处于暴发状态, 应将控制变量向其他 4 个区域转化, 从而达到控制害虫危害的目的。

情况 2　若蚜虫数量动态处于分歧点集的区域 II, 且控制变量往区域 I、III、V 转化时, 系统的稳定性不会发生改变。若此时蚜虫数量处于较低状态, 应使控制变量仍然处在本区域或者使其向区域 I、III、V 转化。如果此时蚜虫数量处于暴发状态, 应将控制变量先向区域 V 变化再向 IV 区转化, 使其发生突变达到降低蚜虫数量的目的。

情况 3　当蚜虫数量动态处于分歧点集的区域 I、III、IV 时, 且控制变量转变到区域 V, 系统的稳定性不会发生改变。若此时蚜虫数量处于较低状态, 则可以使控制变量仍然处在本区域或者驶向区域 V; 如果此时的蚜虫数量处于暴发状态, 则应该将控制变量先向 V 区变化再向 II 区转化, 使系统发生突变达到降低害虫数量的目的。

根据前人的经验假设当研究的区域不变时, 小麦的品种, 天敌状况及农民施肥、喷洒的农药是基本不变的, 继而得到影响蚜虫数量发生变化的主要原因就是一个地方的气候变化和农作物生长状况。考虑这些因素并在前人工作基础上将气象因素加以细化, 不再单一地考虑温度, 而加上湿度对蚜虫数量动态的影响, 以温度、湿度、作物生长状况为控制变量建立蚜虫动态的燕尾突变模型。通过研究平衡点的稳定性变化对该模型进行了应用举例。但本模型参数较多, 控制变量的确定也受较多参数的影响, 其具体应用与参数估计有待进一步研究。

参 考 文 献

[1]　Jones D D. Catastrophe theory applied to ecological systems. Simulation, 1977, 29(1): 1-15.

[2] Casti J. Catastrophes, control and the inevitability of spruce budworm outbreaks. Ecological Modelling, 1982, 14(3): 293-300.

[3] Loehle C. Optimal stocking for semi-desert range: A catastrophe theory model. Ecological Modelling, 1985, 27(3): 285-297.

[4] Jones D D, Walters C J. Catastrophe theory and fisheries regulation. Journal of the Fisheries Research Board of Canada, 1976, 33(12): 2829-2833.

[5] 兰仲雄, 马世骏. 改治结合根除蝗害的系统生态学基础. 生态学报, 1981, 1(1): 30-36.

[6] 王海波, 金沙. 突变论在种间生态学中的应用. 生态学杂志, 1988, 7(3): 41-45.

[7] 翟连荣, 李典谟, 蓝仲雄. 突变论在生态系统分析中的应用 (摘要). 系统工程, 1987, 5(3): 15-19.

[8] 赵惠燕, 汪世泽, 董应才. 应用突变论研究麦蚜生态系统的防治策略. 科学通报, 1989, 34(22): 1745-1748.

[9] 赵惠燕, 汪世泽, 岳妙云. 棉花苗蚜尖角突变模型及其分析. 生态学杂志, 1993, 12(1): 62-66.

[10] 张青. 突变论模型在生态系统研究中的应用. 北京林业大学学报, 1997, 19(4): 76-81.

[11] 林志伟. 突变论在昆虫学研究中的应用与展望. 中国森林病虫, 2002, 21(6): 29-32.

[12] 刘金福, 洪伟. 格氏栲种群优势度增长改进模型的研究. 植物生态学报, 2001, 25(2): 225-229.

[13] 刘金福. 格氏栲种群优势度增长改进模型新在何处. 植物生态学报, 2001, 25(2): 255-256.

[14] 洪伟, 吴承祯, 闫淑君. 对种群增长模型的改进. 应用与环境生物学报, 2004, 10(1): 23-26.

[15] 赵学达, 赵惠燕, 刘光祖, 等. 天敌胁迫下食饵种群动态模型的突变分析. 西北农林科技大学学报 (自然科学版), 2005, 33(4): 65-68.

[16] 凌复华. 突变理论及其应用. 上海: 上海交通大学出版社, 1987.

[17] Saunders P T. 突变理论入门. 凌复华, 译. 上海: 上海科学技术文献, 1983.

[18] 姜璐, 于连宇. 初等突变理论在社会科学中的应用. 系统工程理论与实践, 2002, 22(10): 113-117.

[19] Liu S, Lin Y. Grey information: theory and practical applications. London: Springer-Verlag London, 2006.

[20] Kayacan E, Ulutas B, Kaynak O. Grey system theory-based models in time series prediction. Expert Systems with Applications, 2010, 37(2): 1784-1789.

[21] IPCC. Climate Change 2014: Impacts, Adaptation and Vulnerability. Cambridge: Cambridge University Press, 2014.

[22] 罗坤, 胡祖庆, 胡想顺, 等. 将气候变化的减缓/适应同时纳入贫困农村发展的研究与实践. 气候变化研究快报, 2016, 5(2): 116-125.

[23] 王寿松. 单种群生长的广义 Logistic 模型. 生物数学学报, 1990, 5(1): 23-27.

[24] 魏雪莲, 赵惠燕, 刘光祖, 等. 害虫种群动态模型的燕尾突变分析. 生态学报, 2009, 29(10): 5478-5484.

第5章 椭圆型脐点突变模型及在有害生物生态管理中的应用

在农业生态系统中，捕食关系对于生态系统的稳定性具有重要作用。在害虫-天敌捕食系统中，引入捕食强度的概念并由 Taylor 同构的关系给出捕食强度的表达式，这对于进一步量化害虫与天敌种间关系不仅具有重要的理论意义而且在农业生产中具有十分重要的实用价值。本章以作物状况、气象条件、人为因素为控制变量，创建了以害虫种群动态和天敌种群动态为状态变量的椭圆型脐点模型，用突变分析的方法，解释害虫和天敌数量动态中的突变现象。首先，根据平衡曲面方程求解出平衡点的个数，并对害虫与天敌平衡点的性质进行分析，用李雅普诺夫方法和图示法等来判断生态系统的稳定性；其次，对害虫为害的临界点集、控制变量的控制区域和平衡点情况进行了分析，在不同的控制区域，生态系统的稳定状态不同且呈现出相间情况，控制点经过分歧点集曲面时，平衡点的数量不成对的变化，表现出生态系统稳定状况的复杂性与规律性。椭圆型脐点突变模型更为客观描述害虫-天敌系统的变化规律，为有害生物生态管理提供了理论依据。

为了分析猕猴桃从野生到大面积栽培过程中节肢动物群落演变过程，采用时空替代方案，调查了陕西周至县和眉县不同栽植年限的猕猴桃园节肢动物群落多样性指数、丰富度指数、均匀度指数和害虫与天敌数量比例，首次建立了猕猴桃园的节肢动物群落椭圆型脐点突变模型，对群落稳定性进行分析。结果表明：3 年生猕猴桃园和 9 年生的猕猴桃园节肢动物群落害虫亚群落处于不稳定区域，发生了突变；14 年生和野生猕猴桃园节肢动物群落相对稳定，处于稳定安全区，没有发生突变；反映出随着猕猴桃从野生到栽培过程的年限增加，群落稳定性增强。3 年生园猕猴桃园和 9 年生园在发生突变之前控制变量 w 的值由 $w \leqslant 0$ 变为 $w < 0$，验证了控制变量是稳定性判定的重要指标。通过主成分分析可知，害虫亚群落的稳定性程度是影响虫害暴发的关键因素，各亚群落指标对各控制变量作用均衡的系统是比较稳定的。本章首次将椭圆型脐点突变模型用于分析群落演变、结构稳定性分析和用于害虫预测。

将突变理论应用于害虫-天敌系统，是通过调节控制变量使系统达到一种稳定状态是现代农田生态系统期望的目标，同时分析突变模型的性质可以解释突变产生的原因。椭圆型突变模型分析的关键在于突变区域、突变脐点分析。由于椭圆型脐点突变模型涉及害虫与天敌 2 个状态变量和 3 个控制变量，因此突变区域、突变曲面和脐点比较复杂, 特别对其平衡曲面和分歧点集的分析有较大的难度。该研究借助尖角突变的平衡曲面和分歧点集加以分析, 以期为害虫的生态管理提供理论依据。

5.1 引　言

生物群落（biotic community）是在特定时间聚集在一定地域或生境中所有生物种群的集合。群落中两种群相互作用关系大致分为: 捕食关系、竞争关系、互惠共存关系、偏害关系和偏利关系[1-3], 其中最重要的一种关系是捕食者与猎物系统。

5.1.1 捕食者–猎物系统

Lotka 和 Volterra 各自建立了捕食–猎物系统模型和竞争系统模型, 称之为 Lotka-Volterra 模型。几十年来, Lotka-Volterra 模型描述的生态动力系统吸引了众多数学家、数学生态学家、生态学家、经济学家, 他们从不同的角度, 用各自的方法研究两种群相互作用系统。而捕食者–猎物系统是数学生态学研究最多的系统[4], 在生态学上捕食作用有广义和狭义之分, 狭义的捕食关系是指肉食者动物直接捕杀猎物作为食物; 广义的捕食包括拟寄生者从宿主身体获取营养, 直到宿主死亡为止, 或食植动物取食绿色植物, 或同类相食。

5.1.2 捕食者–猎物种群相互作用的动态模型

最早 Lotka 和 Volterra 提出的捕食者–猎物动力系统模型[4,5] 为

$$\begin{cases} \dfrac{\mathrm{d}x}{\mathrm{d}t} = (r_1 - \beta y)x \\ \dfrac{\mathrm{d}y}{\mathrm{d}t} = (-r_2 + \alpha x)y \end{cases} \tag{5.1}$$

其中 x,y 分别表示种群 x 和 y 在 t 时刻的种群密度, r_1,r_2,α,β 为常数, r_1,r_2 分别表示种群 x,y 的内禀增长率, α 表示捕食者种群的攻击系数, α 值越大, 则对被捕食者的捕食压力越大, 反之, 捕食者对被捕食者的捕食压力越小, β 表示捕食者捕食效率的常数, β 值越大, 捕食效率越高, 反之, 捕食效率越低。

如果系统的正平衡点是中心, 此时捕食者与猎物呈现出一种周期变化。此后, 许多生态学家通过实验室和野外考察对模型进行了修改, 修改后的模型有多种。考虑猎物种群内部密度制约的影响, Leslie 和 Gower[6] 将模型改造为

$$\begin{cases} \dfrac{\mathrm{d}x}{\mathrm{d}t} = (r_1 - b_1 x - c_1 y)x \\ \dfrac{\mathrm{d}y}{\mathrm{d}t} = \left(r_2 - c_2 \dfrac{y}{x}\right)y \end{cases} \tag{5.2}$$

考虑猎物种群自身的干扰, 也考虑了被捕食者对捕食者的逃避能力 (D), 即被捕食者不会在密度很低时灭绝, 当猎物密度很高时, 捕食者有一定的捕食上限 (W), May 提出了 Holling-Tanner 捕食模型[7,8]

$$\begin{cases} \dfrac{\mathrm{d}x}{\mathrm{d}t} = \left(r_1 - b_1 x - \dfrac{Wy}{D+x}\right)x \\ \dfrac{\mathrm{d}y}{\mathrm{d}t} = \left(r_2 - b_2 \dfrac{y}{x}\right)y \end{cases} \tag{5.3}$$

一般地, 具有 Holling 功能反应的捕食者-猎物系统的一般模型为

$$\begin{cases} \dfrac{\mathrm{d}x}{\mathrm{d}t} = xf(x) - y\varphi(x) \\ \dfrac{\mathrm{d}y}{\mathrm{d}t} = ky\varphi(x) - yg(y) \end{cases} \tag{5.4}$$

其中 x, y 分别表示种群 x 和 y 在 t 时刻的种群密度, $f(x)$ 表示不存在捕食者条件下猎物的增长率, $\varphi(x)$ 表示功能反应, 即在猎物不同密度下, 单位捕食者与猎物的捕食数量之间的关系, $g(y)$ 表示捕食者摄取猎物后, 对自身种群数量影响的动态关系。

Holling[9] 在实验研究的基础上, 对不同类型的捕食者提出了三种不同的功能反应函数:

第 I 类功能反应函数

$$\varphi(x) = \begin{cases} \dfrac{b}{a}x, & 0 \leqslant x \leqslant a \\ b, & x > a \end{cases} \tag{5.5}$$

它适用于藻类、细胞等低等动物。

第 II 类功能反应函数

$$\varphi(x) = \frac{ax}{1+bx} \tag{5.6}$$

它多适用于无脊椎动物和某些食肉鱼类。

第 III 类功能反应函数

$$\varphi(x) = \frac{ax^2}{1+bx^2} \tag{5.7}$$

它适用于具有复杂行为的脊椎动物。

目前国内外研究三类 Holling 功能反应函数的模型很多主要研究模型的一些数学性质, 如平衡点的存在性与稳定性、极限环存在性等[10-17]。

5.1.3　捕食者与猎物系统的平衡点及稳定性

两个一阶常微分方程表示成一阶常微分方程组为

$$\begin{cases} \dfrac{\mathrm{d}x_1}{\mathrm{d}t} = f(x_1, x_2) \\ \dfrac{\mathrm{d}x_2}{\mathrm{d}t} = g(x_1, x_2) \end{cases} \tag{5.8}$$

右端不显含 t, 是自治方程。

代数方程组

$$\begin{cases} f(x_1, x_2) = 0 \\ g(x_1, x_2) = 0 \end{cases} \tag{5.9}$$

的实根 $x_1 = x_1^0, x_2 = x_2^0$ 成为自治方程组 (5.8) 的平衡点, 记作 $P_0(x_1^0, x_2^0)$。

如果从有可能的初始条件出发, 方程 (5.8) 的解 $x_1(t), x_2(t)$ 都满足

$$\lim_{t \to \infty} x_1(t) = x_1^0$$
$$\lim_{t \to \infty} x_2(t) = x_2^0 \tag{5.10}$$

则称平衡点 P_0 是稳定的 (渐近稳定); 否则, 称平衡点 P_0 是不稳定的 (非渐近稳定)。

考虑线性常系数齐次方程组 (若是非齐次组, 可用平移的方法 ($y_1 = x_1 + c_1$, $y_2 = x_2 + c_2$) 化为齐次方程组)

$$\begin{cases} \dfrac{\mathrm{d}x_1}{\mathrm{d}t} = a_1 x_1 + a_2 x_2 \\ \dfrac{\mathrm{d}x_2}{\mathrm{d}t} = b_1 x_1 + b_2 x_2 \end{cases} \tag{5.11}$$

系数矩阵记作

$$\boldsymbol{A} = \begin{pmatrix} a_1 & a_2 \\ b_1 & b_2 \end{pmatrix} \tag{5.12}$$

为研究线性微分方程 (5.11) 的唯一平衡点 $P_0(0,0)$ 的稳定性, 假设 $\boldsymbol{A}$ 的行列式

$$\det \boldsymbol{A} \neq 0 \tag{5.13}$$

$P_0(0,0)$ 的稳定性由矩阵 $\boldsymbol{A}$ 相应特征方程

$$\det(\boldsymbol{A} - \lambda \boldsymbol{I}) = 0 \tag{5.14}$$

的根 λ(特征根) 决定。

方程 (5.14) 可以写成

$$\lambda^2 + p\lambda + q = 0 \tag{5.15}$$

其中, $p = -(a_1 + b_2), q = \det \boldsymbol{A}$。

将特征根分别记作 λ_1, λ_2, 则

$$\lambda_i = \frac{-p \pm \sqrt{p^2 - 4q}}{2}, \quad i = 1, 2 \tag{5.16}$$

线性方程组 (5.11) 的解为

$$x(t) = c_1 e^{\lambda_1 t} + c_2 e^{\lambda_2 t} \quad (\lambda_1 \neq \lambda_2)$$

或

$$x(t) = c_1 e^{\lambda_1 t} + c_2 t e^{\lambda_1 t} \quad (\lambda_1 = \lambda_2)$$

其中 c_1, c_2 为任意常数。

按照稳定性的定义知, 当 λ_1, λ_2 均为负数或均有负实部时, $P_0(0,0)$ 是稳定的平衡点; 而当 λ_1, λ_2 有一个为正数或有正实部时, $P_0(0,0)$ 是不稳定的平衡点, 在条件 (5.13) 下, λ_1, λ_2 均不为零。

按照上述理论可得根据特征方程的系数 p, q 的正负来判断平衡点稳定性: 若 $p > 0, q < 0$, 则平衡点稳定; 若 $p < 0, q < 0$, 则平衡点不稳定。

微分方程稳定性理论将平衡点分为: 结点、焦点、鞍点、中心等类型, 它完全由特征根 λ_1, λ_2 或相应的 p, q 的取值确定, 表 5.1 列出了它们之间的关系。

表 5.1　椭圆型脐点突变模型平衡点的稳定性判定

λ_1, λ_2	p, q	平衡点类型	稳定性
$\lambda_1 < \lambda_2 < 0$	$p > 0, q < 0, p^2 > 4q$	结点	稳定
$\lambda_1 > \lambda_2 > 0$	$p < 0, q > 0, p^2 > 4q$	结点	不稳定
$\lambda_1 < 0 < \lambda_2$	$q < 0$	鞍点	不稳定
$\lambda_1 = \lambda_2 < 0$	$p > 0, q < 0, p^2 = 4q$	退化结点	稳定
$\lambda_1 = \lambda_2 > 0$	$p < 0, q > 0, p^2 = 4q$	退化结点	不稳定
$\lambda_{1,2} = \alpha \pm \beta i, \ \alpha < 0$	$p > 0, q > 0, p^2 < 4q$	焦点	稳定
$\lambda_{1,2} = \alpha \pm \beta i, \ \alpha > 0$	$p < 0, q > 0, p^2 < 4q$	焦点	不稳定
$\lambda_{1,2} = \alpha \pm \beta i, \ \beta > 0, \ \alpha = 0$	$p = 0, q > 0$	中心	不稳定

对一般的非线性微分方程 (5.8), 可用近似线性方法判断其平衡点 $P_0(x_1^0, x_2^0)$ 的稳定性。具体的方法为在平衡点 $P_0(x_1^0, x_2^0)$ 作 Taylor 展开, 取一次项, 得 (5.8) 相应的近似线性方程

$$\begin{cases} \dfrac{\mathrm{d}x_1}{\mathrm{d}t} = f_{x_1}(x_1^0, x_2^0)(x_1 - x_1^0) + f_{x_2}(x_1^0, x_2^0)(x_2 - x_2^0) \\[2mm] \dfrac{\mathrm{d}x_2}{\mathrm{d}t} = g_{x_1}(x_1^0, x_2^0)(x_1 - x_1^0) + g_{x_2}(x_1^0, x_2^0)(x_2 - x_2^0) \end{cases} \tag{5.17}$$

系数矩阵记作

$$A = \left(\begin{array}{cc} f_{x_1} & f_{x_2} \\ g_{x_1} & g_{x_2} \end{array} \right) \Bigg|_{P_0(x_1^0, x_2^0)} \tag{5.18}$$

特征方程的系数为

$$p = -(f_{x_1} + g_{x_2})|_{P_0}, \quad q = \det A \tag{5.19}$$

由上面结论可知: 平衡点 P_0 对线性微分方程 (5.17) 的稳定性可由表 5.1 来确定, 且有如下结论: 若非线性微分方程 (5.8) 的特征根不为零, 或实部不为零, 则平衡点 P_0 对非线性微分方程 (5.8) 的稳定性与对应近似方程 (5.17) 的稳定性相同, 这样对于一般非线性方程组 (5.8) 的平衡点 P_0 的稳定性就可用以上准则判定[18]。

对于线性微分方程 (5.17) 的特征根为零或实部为零的情况, 通过对方程组的适当处理方法, 可使非线性方程组 (5.8) 的零解是稳定的或是不稳定的, 这种情形称为临界情形, 对此可采用李雅普诺夫第二方法解决[19]。

定义 5.1　李雅普诺夫函数 (V 函数):

(1) $V(0) = 0$;

(2) $V(X)$ 在某区域 $\|X\| \leqslant H$ 上定义;

(3) $V(X)$ 是 X 的单值函数;

(4) $V(X)$ 在定义域上连续可微。

定义 5.2　对于 $V(X)$ 有如下定义:

当 $x \neq 0$ 时, $V(X) > 0$, 则称 $V(X)$ 是定正的;

当 $x \neq 0$ 时, $V(X) < 0$, 则称 $V(X)$ 是定负的;

当 $x \neq 0$ 时, $V(X) \geqslant 0$, 则称 $V(X)$ 是常正的;

当 $x \neq 0$ 时, $V(X) \leqslant 0$, 则称 $V(X)$ 是常负的。

定义 5.3　若 $V(X)$ 在 $\mathbf{R}^n$ (n 维欧氏空间) 中是正定的, 且满足

$$\lim_{\|X\| \to +\infty} V(X) = +\infty \tag{5.20}$$

称 $V(X)$ 在 $\mathbf{R}^n$ 中是正定的无穷大函数。

随后给出李雅普诺夫函数第二方法 —— 判断稳定性的基本思想: 构造一个 V 函数, 利用它的性质和 V 函数沿着 $\mathrm{d}X/\mathrm{d}t = F(X)$ 轨线方向全导数 (个别变化) 的性质来确定零解的稳定性, 具体结论如下。

结论 1　若存在连续可微的定正 (负) 函数 $V(X)$, 使得全导数 $\mathrm{d}V/\mathrm{d}t$ 是常负 (正), 则方程 $\mathrm{d}X/\mathrm{d}t = F(X)$ 的零解 $X = 0$ 是稳定 (不稳定) 的。

结论 2　若存在连续可微的定正 (负) 函数 $V(X)$, 使得全导数 $\mathrm{d}V/\mathrm{d}t$ 是定负 (正), 则方程 $\mathrm{d}X/\mathrm{d}t = F(X)$ 的零解 $X = 0$ 是渐近稳定的。

结论 3　在 $\mathbf{R}^n$ 中存在定正的无穷大函数 $V(X)$, 而全导数 dV/dt 在 $\mathbf{R}^n$ 中是定负的, 则方程 $dX/dt = F(X)$ 的零解 $X = 0$ 是全局渐近稳定的.

5.1.4　二元函数极值判别

对于一个二元函数 $V(x, y)$, 设其临界点为 (x_0, y_0), 记 $\Delta_1 = (\partial^2 V/\partial x^2)(\partial^2 V/\partial y^2) - (\partial^2 V/\partial x \partial y)^2$, 临界点类型的充分条件:

当 $\Delta_1 > 0$, 且 $\partial^2 V/\partial x^2 \mid_{x=x_0} < 0$ 时, 临界点为极大值点;

当 $\Delta_1 > 0$, 且 $\partial^2 V/\partial x^2 \mid_{x=x_0} > 0$ 时, 临界点为极小值点;

当 $\Delta_1 < 0$ 时, 临界点为鞍点;

当 $\Delta_1 = 0$ 时, 需做进一步讨论.

5.2　害虫–天敌捕食系统的椭圆型脐点突变模型建立与脐点分析

在农业生态系统中, 害虫和天敌种群数量的发生、发展与变化受诸多因素的影响, 如作物状况、气象条件、人为因素、害虫与天敌之间的相互作用等. 随着这些因素相互作用和不断变化, 害虫与天敌的种群数量也是在不断变化, 有时会突然暴发, 有时会突然下降, 这就是害虫与天敌生态系统中的突变现象. 突变现象本质上是一种不连续变化. 1972 年 Thom 创立了突变理论, 以研究自然界这种不连续变化. 目前, 已经有很多学者运用突变模型研究种群生态系统中的突变现象, 尤其以折叠和尖角突变模型应用较多. 折叠突变和尖角突变仅考虑 $1 \sim 2$ 种控制变量与状态变量害虫的变化状况, 而在农业生产中, 往往需要考察更多因素综合作用下的害虫和天敌数量变化情况. 另外, Lotka-Voltrra 模型仅仅考虑了害虫与天敌之间的种间关系, 而实际农田生态系统不仅存在害虫与天敌关系, 还存在集团捕食作用, 使得害虫与天敌系统更为复杂; 而有关天敌集团捕食作用模型还未见有研究. 本章在综合考察天敌、天敌作用强度、天敌集团捕食作用等因素影响下, 建立了天敌捕食作用下害虫种群动态的椭圆型脐点突变模型, 并根据椭圆型脐点突变模型分析农田生态系统中的突变现象.

5.2.1　害虫–天敌捕食系统模型的建立

捕食强度: 用来描述捕食作用强弱的量, 与害虫和天敌的密度相关.

从捕食系统的角度来看, 捕食作用强度的变化与捕食系统中的害虫和天敌的数量有关, 且为时间的隐函数, 害虫与天敌系统的动态达到平衡状态时, 捕食作用强度处于一种平衡状态, 当害虫与天敌密度之比大于平衡状态密度之比时捕食作用的强度增大, 反之捕食作用减小. 为研究害虫–天敌系统中捕食作用强度的变化问题,

设 Δs 是表示此系统中不同阶段的捕食作用强度变化, 也是关于害虫数量 N 和天敌数量 P 的函数, 此函数可用如下光滑函数表示

$$\Delta s = f(N, P) \tag{5.21}$$

如 $f(N,P)$ 与其 Taylor 展式之间同构, 并设 f 是 3 确定的[20,21], 即

$$\begin{aligned}
\Delta s &= f(N, P) \\
&= j^3 f \\
&= a_{30}N^3 + a_{21}N^2P + a_{12}NP^2 + a_{03}P^3 + a_{20}N^2 \\
&\quad + a_{11}NP + a_{02}P^2 + a_{10}N + a_{01}P + a_{00}
\end{aligned} \tag{5.22}$$

其中 $j^3 f$ 是 f 的 3 射式, 它是 $a_{30}, a_{21}, \cdots, a_{01}, a_{00}$ 的各阶偏导数, 是作物状况、气象条件、人为因子、群落特征等条件的常数, N, P 是时间的隐函数。

5.2.2 椭圆型脐点突变模型的建立

对式 (5.22) 令

$$\begin{cases} N = A_1 x + B_1 y \\ P = A_2 x + B_2 y \end{cases} \tag{5.23}$$

为了给出 A_1, A_2, B_1, B_2 所满足的条件, 将式 (5.23) 代入式 (5.22) 得

$$\begin{aligned}
\Delta s &= j^3 f(N, P) \\
&= f(x, y) \\
&= F_{30}x^3 + F_{21}x^2y + F_{12}xy^2 + F_{03}y^3 + F_{20}x^2 \\
&\quad + F_{11}xy + F_{02}y^2 + F_{10}x + F_{01}y + F_{00}
\end{aligned} \tag{5.24}$$

式中

$$\begin{cases}
F_{30} = a_{30}A_1^3 + a_{21}A_1^2A_2 + a_{12}A_1A_2^2 + a_{03}A_2^3 \\
F_{21} = 3a_{30}A_1^2B_1 + 2a_{21}A_1B_1A_2 + a_{12}A_2^2B_1 + 2a_{12}A_1A_2B_2 + a_{21}A_1^2B_2 + 3a_{03}A_2^2B_2 \\
F_{12} = 3a_{30}A_1B_1^2 + 2a_{21}A_1B_1B_2 + a_{21}A_2B_1^2 + 2a_{12}A_2B_1B_2 + a_{12}A_1B_2^2 + 3a_{03}A_2B_2^2 \\
F_{03} = a_{30}B_1^3 + a_{21}B_1^2B_2 + a_{12}B_1B_2^2 + a_{03}B_2^3 \\
F_{20} = a_{20}A_1^2 + a_{11}A_1A_2 + a_{02}A_2^2 \\
F_{11} = 2a_{20}A_1B_1 + a_{11}A_1B_2 + a_{11}A_2B_1 + 2a_{02}A_2B_2 \\
F_{02} = a_{20}B_1^2 + a_{11}B_1B_2 + a_{02}B_2^2 \\
F_{10} = a_{10}A_1 + a_{01}A_2 \\
F_{01} = a_{10}B_1 + a_{01}B_2 \\
F_{00} = a_{00}
\end{cases} \tag{5.25}$$

进一步令

$$\begin{cases} l = \dfrac{A_1}{A_2} & (A_2 \neq 0) \\[3mm] m = \dfrac{B_1}{B_2} & (B_2 \neq 0) \end{cases} \tag{5.26}$$

由式 (5.24) 中的 F_{21}, F_{03}, F_{31} 和 F_{12} 表达式得

$$\begin{cases} (3a_{30}m + a_{21})l^2 + (2a_{21}m + 2a_{12})l + (a_{12}m + 3a_{03}) = 0 \\ a_{30}m^3 + a_{21}m^2 + a_{12}m + a_{03} = 0 \\ S = a_{30}l^3 + a_{21}l^2 + a_{12}l + a_{03} \\ T = 3a_{30}lm^2 + a_{21}m^2 + a_{12}l + 2a_{12}lm + 2a_{12}m + 3a_{03} \end{cases} \tag{5.27}$$

解得

$$A_2 = \left(\frac{1}{3S}\right)^{\frac{1}{3}}, \quad B_2 = \left(-\frac{3S}{T^3}\right)^{\frac{1}{3}} \tag{5.28}$$

同时有

$$A_1 = lA_2, \quad B_1 = mB_2 \tag{5.29}$$

进而得式 (5.24) 的 10 个系数 $F_{30}, F_{21}, F_{12}, F_{03}, F_{20}, F_{11}, F_{02}, F_{10}, F_{01}, F_{00}$。

令

$$\begin{cases} x = \bar{x} + \alpha \\ y = \bar{y} + \beta \end{cases} \tag{5.30}$$

其中 α, β 是常数。

将式 (5.30) 代入式 (5.22) 得

$$\begin{aligned} \Delta s = j^3 f(N, P) = f(x, y) = f(\bar{x}, \bar{y}) \\ = K_{30}\bar{x}^3 + K_{21}\bar{x}^2\bar{y} + K_{12}\bar{x}\bar{y}^2 + K_{03}\bar{y}^3 + K_{20}\bar{x}^2 \\ + K_{11}\bar{x}\bar{y} + K_{02}\bar{y}^2 + K_{10}\bar{x} + K_{01}\bar{y} + K_{00} \end{aligned} \tag{5.31}$$

其中

$$\begin{cases} K_{30} = F_{30} \\ K_{21} = F_{21} \\ K_{12} = F_{12} \\ K_{03} = F_{03} \\ K_{20} = 3\alpha F_{30} + \beta F_{21} + F_{20} \\ K_{11} = 2\alpha F_{21} + 2\beta F_{12} + F_{11} \\ K_{02} = \alpha F_{12} + 3\beta F_{03} + F_{02} \\ K_{10} = 3\alpha^2 F_{30} + 2\alpha\beta F_{21} + \beta^2 F_{12} + 2\alpha F_{20} + \beta F_{11} + F_{10} \\ K_{01} = 3\beta^2 F_{03} + 2\alpha\beta F_{12} + \alpha^2 F_{21} + 2\beta F_{02} + \alpha F_{11} + F_{01} \\ K_{00} = \alpha^3 F_{30} + \alpha^2\beta F_{21} + \alpha\beta^2 F_{12} + \beta^3 F_{03} + \alpha^2 F_{20} \\ \qquad\quad +\alpha\beta F_{11} + \beta^2 F_{02} + \alpha F_{10} + \beta F_{01} + F_{00} \end{cases} \tag{5.32}$$

由式 (5.32) 中的第 5, 6 和 7 式得

$$\begin{cases} (3F_{30} - F_{12})\alpha + (F_{21} - 3F_{03})\beta = F_{02} - F_{20} \\ 2F_{21}\alpha + 2F_{12}\beta = -F_{11} \end{cases} \tag{5.33}$$

解得

$$\alpha = \frac{F_{02} - F_{20}}{3F_{30} - F_{12}}, \quad \beta = -\frac{F_{11}}{F_{12}} \tag{5.34}$$

至此可解出 $K_{30}, K_{21}, K_{12}, K_{03}, K_{20}, K_{11}, K_{02}, K_{10}, K_{01}, K_{00}$ 这 10 个系数。

记

$$\begin{aligned} w &= K_{20} = K_{02} \\ u &= K_{10} \\ v &= K_{01} \end{aligned} \tag{5.35}$$

并记

$$\Delta s = \bar{\Delta}\bar{s} + K_{00} \tag{5.36}$$

则

$$\bar{\Delta}\bar{s} = \frac{1}{3}\bar{x}^3 - \bar{x}\bar{y}^2 + w(\bar{x}^2 + \bar{y}^2) - u\bar{x} + v\bar{y} = V(\bar{x}, \bar{y}) \tag{5.37}$$

它的相空间是五维的, 式中 $\bar{x}, \bar{y}$ 为状态变量即害虫与天敌, w, u, v 分别为作物状况、气象条件、人为因素等综合控制变量, 害虫–天敌系统动态的椭圆型脐点突变模型为

$$\begin{cases} \dfrac{\partial V}{\partial x} = \bar{x}^2 - \bar{y}^2 + 2w\bar{x} - u \\ \dfrac{\partial V}{\partial y} = -2\bar{x}\bar{y} + 2w\bar{y} + v \end{cases} \tag{5.38}$$

其平衡曲面 M 为

$$\begin{cases} \bar{x}^2 - \bar{y}^2 + 2w\bar{x} - u = 0 \\ -2\bar{x}\bar{y} + 2w\bar{y} + v = 0 \end{cases} \tag{5.39}$$

奇点集为

$$\begin{cases} \bar{x}^2 - \bar{y}^2 + 2w\bar{x} - u = 0 \\ -2\bar{x}\bar{y} + 2w\bar{y} + v = 0 \\ 4(w^2 - \bar{x}^2 - \bar{y}^2) = 0 \end{cases} \tag{5.40}$$

分歧点集是奇点集在控制空间上的投影, 是分析控制变量如何使突变模型势函数形式发生变化的纽带, 也是分析害虫突变发生区域和如何采用措施防止其突变发生的关键。

5.2.3　椭圆型脐点突变模型临界区域和临界点 (分歧点) 分析

分歧点集的图形由式 (5.40) 消去 $\bar{x}, \bar{y}$ 得到椭圆型脐点突变的分歧点集方程, 做出分歧点集, 如图 5.1 所示。

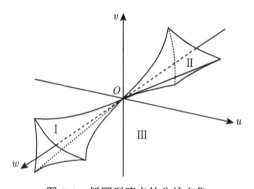

图 5.1　椭圆型脐点的分歧点集

由图 5.1 可以看出: 害虫–天敌系统的椭圆型突变模型的分歧点集是一个关于三维控制空间 (u, v, w) 的曲面, 而根据突变理论可知, 分歧点集上的点是可能引发系统发生突变的临界点, 当控制变量 u, v, w 取不同值时, 即当控制点 $O(u_0, v_0, w_0)$ 的变化越过分歧点集时, 系统就可能会发生突变, 害虫大暴发, 给生产上带来损失, 这个控制点就是突变发生的临界点。

因分歧点集的方程不易求出, 为了研究分歧点集, 采用 "平行截面法" [19,22]; 为了更加清楚地了解害虫天敌系统动态的椭圆型突变形式和作用机理, 对 3 个控制变量分别取不同的值进行讨论[3,23]: 保持 3 个控制变量中的一个或两个取值不变, 再讨论其他控制变量变化时, 系统状态的变化。

情况 1　讨论 $w = C$ (常数, 即作物生长至某一阶段) 时的 u-v 气象因子与人为干扰平面, 由分歧点集的对称性可知, 需分 $w > 0, w < 0, w = 0$ 讨论: I、

II 与 III 区的分界线由下式决定

$$\begin{cases} u = w^2(\cos 2\theta + 2\cos\theta) \\ v = w^2(\sin 2\theta - 2\sin\theta) \end{cases}$$

(1) $w > 0$:

此时, 平面 u-v 气象因子与人为干扰平面被分歧点集分为 2 个区域, 即区域 I 和区域 III, 如图 5.2 所示。

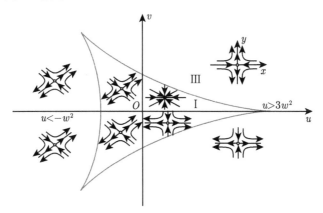

图 5.2　$w > 0$ (常数) 椭圆型脐点分歧点集的截线图与各区平衡点附近的相平面图

由于区域的对称性, 仅考虑 $v = 0$, 即没有人为干扰的情形。

当 $w > 0, -w^2 < u < 3w^2$ 时, 对应为图 5.2 中的区域 I, 此时平衡曲面方程有 4 组解, 即势函数 V 有 4 个平衡点, 其中有三组解是鞍点即突变点 (三角区域中 2,3,4 象限), 此时的状态不可确定, 可能为稳定与不稳定的任一状态; 一组解是极小值点 (三角区域中第 I 象限), 对应的是系统稳定的平衡状态。

当 $w > 0, u < -w^2$ 或 $u > 3w^2$ 时, 对应图 5.2 中的区域 III, 此时平衡曲面方程有两组解, 即势函数 V 有两个平衡点, 这两组解均为鞍点, 在这个区域系统状态不确定, 可能为稳定与不稳定的任一状态。

各区域划分与平衡点的相轨线如图 5.2 所示。

(2) $w < 0$:

此时作物呈负增长, 平面 u-v 气象因子–人为干扰因子被分歧点集分为 2 个区域, 即区域 II 和区域 III, 如图 5.3 所示。

当 $w < 0, -w^2 < u < 3w^2$ 时, 对应为图中的区域 II, 此时平衡曲面方程有 4 组解, 即势函数 V 有 4 个平衡点, 其中有三组解是鞍点 (突变点, 三角区域在第 II、III、IV 象限部分), 此时的状态不可确定, 可能为稳定与不稳定的任一状态; 一组解是极大值点 (三角区域第 I 象限), 对应的是系统不稳定的平衡状态。

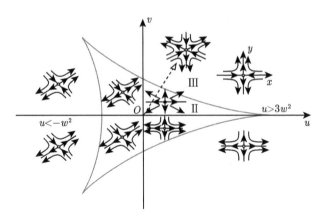

图 5.3　$w < 0$ (常数) 椭圆型脐点分歧点集的截线图与各区平衡点附近的相平面图

当 $w > 0, u < -w^2$ 或 $u > 3w^2$ 时, 对应图中的区域 III, 此时平衡曲面方程有两组解, 即势函数 V 有两个平衡点, 这两组解均为鞍点, 在这个区域系统状态不确定, 可能为稳定与不稳定的任一状态。

(3) $w = 0$:

此时分歧点集仅包含 $(0, 0, 0)$, 此时将 u 轴分为两段, 除去原点其他部分属于区域 III、区域 III 已讨论; 在原点处, 此时平衡曲面方程有一解, 为势函数的奇点, 且是鞍点, 在此点系统状态不确定, 可能为稳定与不稳定的任一状态。

情况 2　讨论 $v\text{-}w$ 平面即气象因素与人为因素平面, 此时考虑 $u = 0, v\text{-}w$ 平面被分歧点集分为三个区域, 如图 5.4 所示。

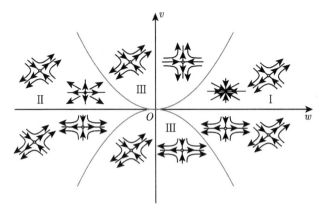

图 5.4　$u = 0$ (常数) 椭圆型脐点分歧点集的截线图与各区平衡点附近的相平面图

由突变理论知, 在控制空间被分歧点集所分的每一区域中只考虑一点即可, 故讨论如下。

区域 I: $w > 0, -(\sqrt[4]{12}/2)(3 - \sqrt{3})w^2 < v < (\sqrt[4]{12}/2)(3 - \sqrt{3})w^2$;

区域 Ⅱ：$w < 0, -(\sqrt[4]{12}/2)(3 - \sqrt{3})w^2 < v < (\sqrt[4]{12}/2)(3 - \sqrt{3})w^2$；

区域 Ⅲ：$v < -(\sqrt[4]{12}/2)(3 - \sqrt{3})w^2$ 或 $v > (\sqrt[4]{12}/2)(3 - \sqrt{3})w^2$。

以上三个区域的系统稳定性情况讨论同情况 1，在相同的区域系统稳定性情况相同。

情况 3 讨论 u-w 平面，此时考虑 $v = 0$，u-w 平面被分歧点集分为三个区域，如图 5.5 所示。

区域 Ⅰ：$w > 0, -w^2 < u < 3w^2$；

区域 Ⅱ：$w < 0, -w^2 < u < 3w^2$；

区域 Ⅲ：$u < -w^2$ 或 $u > 3w^2$。

以上三个区域的系统稳定性情况讨论同情况 1。

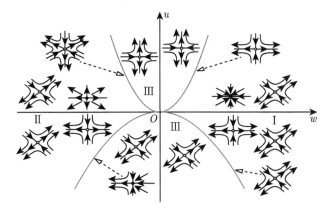

图 5.5　$v = 0$ (常数) 椭圆型脐点分歧点集的截线图与各区平衡点附近的相平面图

当 $u = 3w^2$ 时，此时平衡曲面方程有三组解，其中有一个解为两重根，且此解为势函数的奇点，另一解是鞍点，在控制点经过此边界时系统可能会发生突变。

当 $u = -w^2$ 时，此时平衡曲面方程有三组解，其中一组解为势函数的奇点，另外两组解是鞍点，在控制点经过此边界时系统可能会发生突变。

通过上述的分析可知，在三维控制空间中，状态变量随控制变量的变化而变化，害虫–天敌系统的整个分歧点集曲面为突变可能发生的区域。当三个控制变量确定的点的位置发生变化时，若点的位移穿过了分歧点集所确定的曲面，系统是否发生突变取决于系统当时所处的平衡点的性质是否发生了变化。从前面的分析可知，当控制变量所确定的点由图 5.1 中的区域 Ⅰ 变到区域 Ⅱ 或区域 Ⅲ 时，害虫–天敌系统的平衡点的稳定性将发生变化，由稳定平衡点变为不稳定平衡点的系统就会发生突变；w 沿着 w 轴由大于零向小于零的方向变化时，系统的控制点变化到控制空间的 $(0,0,0)$ 处平衡点数由 4 个变为一个，从区域 Ⅰ 变化到区域 Ⅱ 后，平衡点 $(0,0,0)$ 的性质发生变化，由极大值变为极小值，由稳定点变为不稳定点，系统可能会发生突变; 从区域 I 变化到区域 III 后, 系统平衡点的个数由 4 个变为两个, 系统可能会发生突变; 而若控制点由区域 III 变到区域 I 或区域 II 时, 虽然系统的平衡点的个数增多了, 但害虫–天敌系统可能并不发生突变, 此结论与魏雪莲等的研究结论相似[3]。

在上面的各区域分析中, 当系统处于稳定平衡点时, 系统处于稳定状态, 系统不会发生突变; 当系统处于不稳定的平衡点时, 系统处于不稳定状态, 随着控制变量变化, 当控制变量确定的点经过分歧点集时, 就有可能发生突变, 害虫和天敌的种群数量突然暴发或突然下降。在各个区域中, 稳定的区域和不稳定的区域相间分布, 在控制变量变化时, 稳定与不稳定状态之间相互转化。

5.2.4　害虫与天敌捕食系统的椭圆突变分析与应用

目前生态学研究领域中, 折叠突变模型和尖角突变模型因仅考虑害虫一个状态变量和 1 ~ 2 个控制变量, 因此较为容易建立和应用。燕尾突变模型和蝴蝶突变模型因为考虑到三个综合控制变量, 模型建立较为困难, 因而应用较少; 而椭圆型脐点突变模型不仅状态变量增加至两个即害虫与天敌, 而且综合控制变量为三个, 因而用椭圆型脐点突变模型分析生态系统突变现象的研究几乎没有。由于考虑生态系统中的因素多而复杂, 所以模型更符合实际, 更有利用价值。

本节利用椭圆型脐点突变模型来分析害虫–天敌系统动态中的突变现象, 推导出了害虫–天敌系统的势函数、平衡曲面方程、奇点集和分歧点集, 讨论分析了椭圆型脐点平衡曲面、突变形式。尽管本节建立了较复杂、空间维数高的椭圆突变模型, 分析了势函数在各个控制空间中的图形, 但是, 势函数的平衡点之间的关系、相轨迹的形式还不清楚, 鞍点之间可能有一些是同宿轨道, 也有一些可能是异宿轨道, 有待于进一步研究。此外椭圆型脐点的平衡曲面的作图也有一定的难度, 还需与其他学科合作研究; 模型参数较多, 且大多数为隐函数, 参数估计方法还需进一步研究; 控制因子在实际应用时对数据的量化和分析工作, 还有待进一步探索。

5.3　椭圆型脐点突变模型性质在生态系统分析中的应用

突变理论在生态系统中的有重要的应用, 对通过调节控制变量使害虫–天敌系统达到一种稳定状态有指导作用, 分析突变模型的性质可以解释突变产生的原因。通常情况下, 突变模型具有 5 个性质, 即突跳性、滞后性、双模态性、不可达性、发散性。本节在已建立的椭圆型脐点突变模型的基础上, 探讨突变模型的 5 个性质, 借助尖角突变的平衡曲面和分歧点集加以分析, 以说明生态系统产生突变的原因, 为害虫的生态管理提供理论依据。

5.3.1 椭圆型脐点突变模型的简化分析

椭圆型脐点突变模型是 7 种初等突变之一, 它有两个状态变量 (本章研究中害虫类群与天敌类群两个状态变量)、三个控制变量 (植物、气象因素和人为干扰), 比折叠、尖角、燕尾、蝴蝶等单状态变量的突变形式要复杂。一般而言, 突变形式越复杂, 性质也就越多。从性质上分析椭圆型脐点突变模型, 依据模型的性质分析系统处于稳定和突变的原因, 进而找到系统中能调节稳定和突变的控制因素。

已知椭圆突变势函数 (D_4^-) 为

$$V(x,y) = \frac{1}{3}x^3 - xy^2 + w(x^2 + y^2) - ux + vy$$

其中 x, y 分别为植食性害虫和天敌状态变量, w, u, v 分别为植物生长状况、气象因子、人为因素等控制变量。

其平衡曲面、奇点集、分歧点集等上面中已经提到, 在此不再赘述。

在分歧点集图 5.1 中, 势函数在尖角锥形体区域 I 中, 有三个鞍点和一个极小值点, 在鞍点处模型处于一种不确定的状态, 在极小值点处模型处于稳定的状态; 在尖角锥形体区域 II 中, 有三个鞍点和一个极大值点, 在极大值点处模型处于不稳定的状态; 在锥体之外的区域 III 有两个鞍点。所以, 在锥形体第四象限的区域 I 中, 有使模型达到稳定的区域; 在锥形体区域 II 中, 模型处于不稳定的状态, 在控制变量的控制下, 状态变量害虫与天敌由区域 I 向区域 II 变化时, 即控制变量 $w > 0$ 变化为 $w < 0$ 时, 模型的稳定性发生变化, 系统发生突变; 而在锥体之外的区域 III, 模型稳定与否不能确定, 在此区域模型处于一种非空状态的任何状态, 可能是稳定的也可能是不稳定的, 是否发生突变, 将向哪种趋势发展取决于模型的初始状态。

当 $v = 0$ 时, 即在自然状态时 (不考虑人为控制变量), 椭圆型脐点突变势函数经历一个双尖角突变[24], 因此可借助尖角突变的图形来分析椭圆型脐点突变的 5 个性质。在尖角突变中, 区域 I 势函数有一个极大值和两个极小值, 极大值在两个极小值之间, 是不稳定区域; 在区域 II 中, 仅有一个极小值, 是稳定区域, 势函数在各区域的形式如图 5.6 所示。

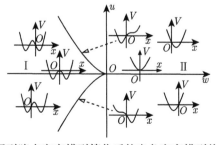

图 5.6　椭圆型脐点突变模型简化后的尖角突变模型势函数示意图

这样我们可以借助尖角突变模型分析椭圆型脐点突变模型的性质。

1. 突变性

控制变量从 C 向 F 变化的过程中, 当达到 D 点时系统的平衡状态发生突跳, 由上叶平衡曲面突跳到下叶平衡曲面, 即由一个平衡状态突变到另一平衡状态 (图 5.7)。而从 A 变化到 B 的过程是连续稳定变化的, 不会发生突变。当 $w < 0$ 时, C 的位置属于图 5.6 的区域 Ⅱ, 在此区域仅有一个极小值点, 为系统的稳定区域; 到 D 点时, 要经历包含两个极小值点和一个极大值点的不稳定区域 Ⅰ, 在此区域中一个 w 对应系统三个不同的状态, 在这种情况下系统不能保持稳定, 在 D 点产生突变; 由 E 到达下叶平衡曲面的 F 处, 平衡曲面的截线如图 5.8(f) 所示; 当 $u > 0$ 时, 由上叶平衡曲面 A 变化到下叶平衡曲面 B, 系统从一个极小点连续的变化到另一极小点, u 与系统的状态之间一一对应, 不会发生突变现象, 平衡曲面的截线如图 5.8(d) 所示。这就可以解释在有些年份会出现害虫的大暴发, 有些年份害虫种群动态平稳变化, 这与系统的初值有关。

2. 滞后性

从图 5.7 还可以看出: 当控制变量从 N 向 G 变化的过程中, 这一过程不是 C 到 F 的逆过程, 在 M 点处不会发生突变, 而是要等到 H 点处才发生突变, H 点比 M 点滞后, 系统不是在 M 点处进入包含两个极小点和一个极大值点的不稳定区域, 而是在 H 点处产生突变, 到达上叶平衡曲面系统的稳定区域的极小值点。例如在由田鼠、蛇、土蜂、三叶草组成的系统中, 如果田鼠较多, 破坏土蜂窝使土蜂减少, 因而三叶草减少, 蛇也减少; 如果人类灭鼠, 鼠少, 导致蜂多、草多、蛇多, 这两种都是稳定态。但是若停止灭鼠, 鼠的数量仍会减少, 不会立即向鼠增多的方向发展, 因为蛇吃鼠, 这就是一种滞后性。

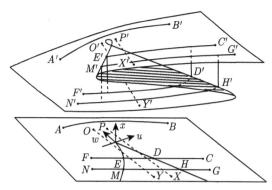

图 5.7　椭圆型脐点突变模型简化后尖角突变模型的平衡曲面图形与分歧点集 (1)

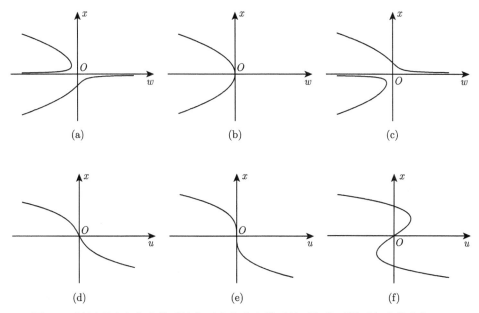

图 5.8　椭圆型脐点突变模型简化后尖角突变模型的平衡曲面图形与分歧点集 (2)

3. 双模态性

当控制变量处于尖角内部区域时, 通过控制变量的变化, 既可以变化到上叶的平衡曲面也可以变化到下叶的平衡曲面, 即可以有两个平衡状态与尖角区域对应。在某一定条件下, 由田鼠、蛇、土蜂、三叶草组成的系统, 可以达到三叶草减少, 蛇也减少的稳定态, 也可以向蜂多、草多、蛇多的稳定态发展。

4. 不可达性

与尖角区域对应的平衡曲面的中叶是不可达区域, 此为系统的不稳定区域, 系统不经过此区域而直接达到上叶或下叶的平衡曲面, 正如 C 到 F 和 N 到 G 的变化。在由田鼠、蛇、土蜂、三叶草组成的系统中, 若田鼠、蛇、土蜂、三叶草均多, 这是一种不稳定的状态, 这种状态系统不可能达到, 系统就会发生突变, 到达草少, 蛇也少的稳定状态; 同理田鼠、蛇、土蜂、三叶草均少也是一种不稳定状态。

5. 发散性

从图 5.7 可以看出: 在某些状态下, 当控制因子的微小变化, 就会导致系统状态变量发生很大的变化。如当 O' 与 P' 比较接近时, 但控制变量发生微小变化, 系统可能会沿 $O'X'$ 方向达到上叶的平衡曲面也可能沿 $P'Y'$ 方向达到下叶的平衡曲面。在 $(x, m, n) = (0, 0, 0)$ 处, 是尖角突变的奇点, 在小的扰动下, 由图 5.8(a)、(b)、(c) 三图可知, 系统在控制变量的影响下, 既可能如图 5.8(a) 到达下叶平衡曲面, 也可能如图 5.8(c) 到达上叶平衡曲面。对于田鼠、蛇、土蜂、三叶草组成的系统, 在一定条件下, 由于某种扰动, 比如鼠的数量的增多或减少, 可能会使系统经由不同的路径达到不同的稳定态, 或者是三叶草减少, 蛇也减少的稳定态或者是蜂多、草多、蛇多的稳定态。

5.4　猕猴桃园中节肢动物群落演替的椭圆型脐点突变模型研究及稳定性分析

　　猕猴桃是秦岭北坡区域重要的经济果树[25,26], 从野生到大面积栽植历时 20 多年。随着猕猴桃栽植规模的迅速扩大和树龄的增长及生态条件的变化, 猕猴桃园中节肢动物群落的种类结构发生了很大变化, 虫害问题也逐渐突出, 对猕猴桃生产构成严重威胁[26]。猕猴桃园的有些害虫在各种控制变量的作用下会突然暴发, 造成危害; 另外有些害虫在即将要暴发时由于受到控制变量的作用而未暴发, 这种现象用传统的数学方法难以描述。有学者利用突变模型及非线性方法对马尾松林中节肢动物群落的稳定性、森林蓄积的稳定性、昆虫的种群动态等进行了研究[27-33]。群落演替过程及群落稳定性则是果园生态调控的基础, 但应用突变理论对此进行研究却鲜有报道。根据猕猴桃园中节肢动物群落的演替过程, 通过建立椭圆型脐点突变模型对猕猴桃园群落演替和系统稳定性进行研究, 可为害虫亚群落生态调控提供新的理论和方法。

　　研究是在秦岭北坡地区选取猕猴桃种植面积较大的周至、眉县三个人工种植的猕猴桃园 (3 年生园、9 年生园、14 年生园) 和野生园 (20 余株分布在一座山的北坡, 树龄均为 25 年以上)。调查从 2010 年 4 月下旬猕猴桃树发芽到 10 月猕猴桃树落叶, 每 10 天进行 1 次。采用 5 点取样, 每样点选择具有代表性的猕猴桃树 2 株, 3 年生猕猴桃树分上、中、下 3 个方位, 其他园猕猴桃树分东、南、西、北、中 5 个方位, 首先, 环绕树体 1 周目测统计树冠及树下地表易动、易飞节肢动物, 再稍加扰动网捕并记录易动昆虫种类和数量; 其次, 每个方位取一段枝条、10 片叶、10 个果实, 记录其上的节肢动物种类和数量; 最后, 在选定的猕猴桃园中, 利用频振式杀虫灯 (位于猕猴桃园中部, 距地面高度 2.5m) 对猕猴桃园趋光性昆虫进行诱集, 之后带回实验室分类鉴定。

5.4.1　猕猴桃园中节肢动物群落的数据统计与分析

　　节肢动物群落及各类群的多样性指数测度采用 Shannon-Wiener 多样性指数 (H); 均匀度指数采用 Pielou 均匀度指数 (J); 丰富度指数采用 Margale 指数 (M_D) 进行分析。

　　以 2010 年 4 月 10 日连续 7 个月调查的害虫类群、天敌类群、中性昆虫类群的数据为基本资料, 计算各类群的多样性指数、均匀度指数、丰富度指数, 以及害虫与天敌比例 (N/P), 利用 SPSS16.0 对数据进行主成分分析所得到的第一、第二和第三主分量的累积贡献率大于 85%, 因此取前三个主分量作为控制变量 w, u, v, 建立椭圆脐点突变模型, 研究系统的动态变化和稳定性。按照上述数据处理方法, 将害虫类群、天敌类群和中性昆虫类群三大类群群落生态多样性共 10 个子分量, 综合为三个群落生态多样性控制变量, 以害虫数量动态和天敌数量动态为状态变量, 建立椭圆型脐点突变模型, 其中控制变量的表示如下

$$
\begin{cases}
w = a_1H_1' + a_2J_1 + a_3M_{D1} + a_4H_2' + a_5J_2 + a_6M_{D2} \\
\quad + a_7H_3' + a_8J_3 + a_9M_{D3} + a_{10}\lg(N/P) \\
u = b_1H_1' + b_2J_1 + b_3M_{D1} + b_4H_2' + b_5J_2 + b_6M_{D2} \\
\quad + b_7H_3' + b_8J_3 + b_9M_{D3} + b_{10}\lg(N/P) \\
v = c_1H_1' + c_2J_1 + c_3M_{D1} + c_4H_2' + c_5J_2 + c_6M_{D2} \\
\quad + c_7H_3' + c_8J_3 + c_9M_{D3} + c_{10}\lg(N/P)
\end{cases}
$$

其中 H_1', J_1, M_{D1} 分别为害虫类群的多样性指数、均匀度指数、丰富度指数; H_2', J_2, M_{D2} 分别为天敌类群的多样性指数、均匀度指数、丰富度指数; H_3', J_3, M_{D3} 分别为中性生物类群的多样性指数、均匀度指数、丰富度指数; $\lg(N/P)$ 为害虫与天敌比例的对数值; a_i, b_i, c_i 分别为对应指数在控制变量 w, u, v 中的权重。

5.4.2 猕猴桃园中节肢动物群落椭圆型脐点突变模型的建立与分析

猕猴桃园中节肢动物群落椭圆型脐点突变模型的状态曲面方程为

$$
\begin{cases}
\bar{x}^2 - \bar{y}^2 + 2w\bar{x} - u = 0 \\
-2\bar{x}\bar{y} + 2w\bar{y} + v = 0
\end{cases}
\tag{5.41}
$$

其三维超曲面如图 5.9 所示, 其分歧点集由

$$
v^4 + v^2(2u^2 + 24uw^2 + 18w^4) = -u^4 + 8u^3w^2 - 18u^2w^4 + 27w^8
$$

确定, 如图 5.10 所示。

根据调查数据, 计算害虫类群、天敌类群和中性昆虫类群三个亚群落的多样性指数 (H')、丰富度指数 (M_D)、均匀度指数 J 及害虫与天敌数量比例的对数值, 经主成分分析确定各系数的权重, 如表 5.2 所示。

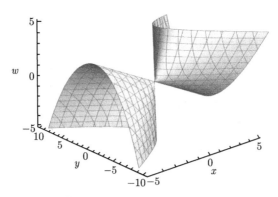

图 5.9　椭圆型脐点突变模型的平衡曲面图形

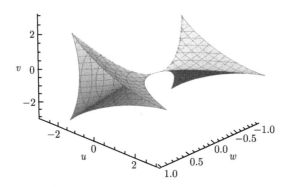

图 5.10　椭圆型脐点突变模型的分歧点集 (彩图请扫封底二维码)

表 5.2　猕猴桃园植食性昆虫类群、天敌类群、中性节肢动物类群多样性指标数在控制变量中的权重系数

猕猴桃园	权重	H_1'	J_1	M_{D1}	H_2'	J_2	M_{D2}	H_3'	J_3	M_{D3}	$\lg\left(\dfrac{N}{P}\right)$
3 年	a_i	0.266	0.054	0.774	0.914	0.832	0.939	0.874	0.750	0.873	0.065
	b_i	0.941	0.943	0.298	−0.099	−0.049	−0.180	−0.125	−0.047	−0.091	−0.001
	c_i	−0.031	0.264	−0.522	−0.060	−0.076	−0.112	0.325	0.549	0.302	−0.587
9 年	a_i	0.289	0.140	0.674	−0.496	−0.356	−0.238	0.945	0.931	0.868	0.669
	b_i	0.805	0.742	0.599	0.798	0.713	0.795	0.044	0.051	−0.069	0.103
	c_i	−0.429	−0.512	0.367	0.184	0.421	−0.023	−0.116	0.133	−0.243	0.568
14 年	a_i	0.548	0.206	0.834	0.839	0.747	0.778	0.911	0.866	0.766	−0.133
	b_i	0.667	0.912	0.087	−0.410	−0.345	−0.478	−0.030	0.188	0.164	−0.705
	c_i	0.175	−0.259	0.419	−0.321	−0.428	−0.283	0.206	−0.073	0.477	0.557
野生园	a_i	0.761	0.653	0.697	0.243	0.052	0.287	0.860	0.846	0.815	0.608
	b_i	−0.311	−0.215	−0.307	0.924	0.909	0.858	0.151	−0.016	0.321	−0.500
	c_i	0.512	0.182	0.477	0.260	0.274	0.258	−0.477	−0.489	−0.444	0.319

注: a_i 表示植食性昆虫亚群落, b_i 表示天敌类群亚群落, c_i 表示中性昆虫亚群落

　　根据综合数据的性质, w, u, v 不可能同时小于零, 故三个主分量都小于零的情况不予讨论。当三个主分量位于区域 I 时, 系统有 1 个稳定平衡状态; 当三个主分量位区域 II, 且非三个主分量均小于零时, 系统有 1 个不稳定的平衡状态; 当三个主分量位于区域 III, 且非三个主分量均小于零时, 系统既没有稳定的平衡状态, 也没有不稳定的平衡状态, 在这部分区域系统处于一种过渡期, 可能向稳定的平衡状态发展也可能向不稳定的平衡状态发展。但是, 当第一主分量 w 由 $w \geqslant 0$ 变为 $w < 0$, 平衡点的极大极小情况发生突变, 系统失稳。在这种情况下, 将采取调节控制变量, 即调节天敌类群亚群落数量, 使得群落转向稳定的安全区域内, 达到预防害虫亚群落突跳至稳定危害区的目的。

　　当考虑两个控制变量时, 可用双尖角突变模型分析椭圆型脐点突变模型, 在此仅考虑 v 时的 $w\text{-}u$ 平面, 令 $v = 0$, 则 $\Delta = u^4 - 8u^3w^2 + 18u^2w^4 - 27w^8$, 如图 5.11 所示。区域 I 是有稳定平衡状态的可达稳定域; 区域 II 是发生突变的不稳定区域; 区域 III 是不明状态的潜伏区域。

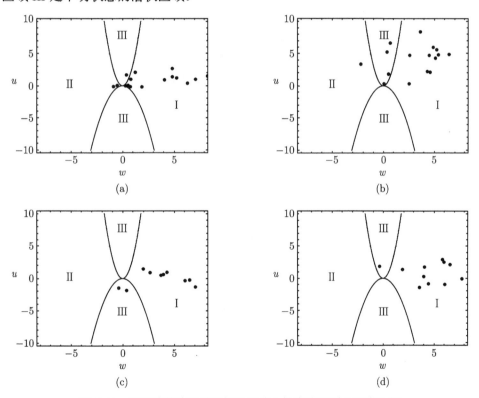

图 5.11　不同演替阶段猕猴桃果园植食性害虫亚群落突变分析

(a) 3 年生猕猴桃园植食性害虫亚群落动态; (b) 9 年生猕猴桃园植食性害虫亚群落动态;
(c) 14 年生猕猴桃园植食性害虫亚群落动态; (d) 野生猕猴桃园植食性害虫亚群落动态

　　从图 5.11(a) 可以看出: 在 3 年生猕猴桃园植食性害虫亚群落动态中, w, u 有 2 个值位于区域 II, w, u 有 1 个值位于区域 III, 其余 13 个值均位于区域 I。w, u 有 8 个值靠近分歧点集边缘, 说明群落长期处于连续不稳定状态, 害虫类群、天敌类群和中性昆虫类群的状态复杂多变, 系统不稳定极易发生突变, 当 w 由 $w \geqslant 0$ 变为 $w < 0$ 时, 发生突变, 即由区域 I 突变到区域 II, 虫害暴发。

　　从图 5.11(b) 可以看出: 在 9 年生猕猴桃园植食性害虫亚群落动态中, w, u 有 1 个值位于区域 II, w, u 有 4 个值位于区域 III, 其余 11 个值均位于区域 I。当 w, u 的值靠近分歧点集边缘和位于区域 II 时, 说明群落处于连续不稳定的状态, 害虫的虫口密度在增长期由较低的水平突变到较高的水平, 当出现 w 由 $w \geqslant 0$ 变为 $w < 0$ 时, 就发生突变, 随后的较短时间内会出现虫害的暴发期; 在虫口密度下降时期也可能发生突变, 虫口密度迅速下降, 最终达到稳定的平衡状态, 3 年生桃园与 9 年生桃园相似。

　　从图 5.11(c) 可以看出: 在 14 年生猕猴桃园植食性害虫亚群落动态中, w, u 有 2 个值位于区域 III, 其余 12 个值均位于区域 I。当 w, u 处于区域 III 时, 害虫的虫口密度平缓增长, 虽也经历了害虫数量的较大波动, 但是系统向具有稳定平衡状态的区域 I 发展, 没有发生突变平稳地过渡到平衡状态。

　　从图 5.11(d) 可以看出: 野生猕猴桃园植食性害虫亚群落动态与 14 年生园相似, 野生园仅有 1 个值位于区域 III, 但较 14 年生园稳定。

　　同理可以分析不考虑 w 的 u-v 平面和不考虑 u 时的 w-v 平面, 可以得到类似的结果。

　　上述结果表明: 在控制变量 (群落多样性) 的作用下, 不同演替阶段的果园害虫亚群落会发生突变。因此, 在生产中当群落处于突变区域边界之前, 就要调节捕食性亚群落的结构或数量, 以达到抑制害虫突变的目的。

5.4.3　猕猴桃园中节肢动物群落演替与突变分析

　　(1) 在猕猴桃园中虫害的暴发是节肢动物群落及外部环境因子共同作用的结果, 而系统的内因是主导因子[34], 由表 5.2 中的权重系数并结合 w, u, v 的表达式计算可知, 在 3 年生的猕猴桃园中, 天敌和中性昆虫群落对控制变量 w 的贡献率达 81.7%, 害虫对控制变量 u 的贡献率达 78.7%; 在 9 年生猕猴桃园中, 害虫和中性昆虫类群对控制变量 w 的贡献率达 80.5%, 害虫类群和天敌类群对控制变量 u 的贡献率达 97.1%; 在 14 年生和野生的猕猴桃园中, 害虫、天敌、中性昆虫三大类群对控制变量 w 的贡献率比较均衡, 害虫类群对控制变量 u 的贡献率较高; 3 年生、9 年生、14 年生和野生园各个类群对控制变量 v 的贡献率比较均衡且较低; 在 3 年生、9 年生猕猴桃园中害虫类群数量发生突变, 而在 14 年生和野生猕猴桃园中没有发生突变, 说明害虫类群的影响是群落突变的关键因素, 而各类群作用比较均衡的系统是比较稳定的系统, 同时也反映出猕猴桃园中节肢动物群落演替过程和规律。

(2) 本节的椭圆型脐点突变模型以猕猴桃园中节肢动物群落的生物多样性指标数据为控制变量, 以害虫数量动态和天敌数量动态为状态变量, 描述了节肢动物群落在外界环境和人为干扰作用下节肢动物群落的稳定性。可以较好地解释虫害暴发的动态及暴发原因, 为猕猴桃园的虫害生态调控提供了理论依据, 即凡是控制变量落在突变区域 (不稳定区域), 可以调节控制变量, 如采取生物防治, 使得害虫亚群落远离不稳定区, 进入稳定安全区内。由于椭圆型脐点突变模型的控制变量和状态变量较多, 如何进一步对模型简化尚待研究。

(3) 本节在研究椭圆型脐点突变模型时, 借助尖角突变模型的研究方法, 是因为在只考虑两个控制变量时, 椭圆型脐点突变模型可转化为双尖角突变模型, 但是两者之间还是有很大差异的。首先, 椭圆型脐点突变有两个状态变量和三个控制变量, 而尖角突变只有一个状态变量两个控制变量, 前者比后者复杂很多; 其次, 虽然可借助尖角突变模型但又不完全一样, 在尖角区域和尖角区域外面, 两者的稳定性不完全相同。所以在研究生态系统稳定性时, 造成两者不同的机理还有待研究, 这也体现生态系统稳定性判定的难度。

(4) 猕猴桃园中节肢动物的演替属初级演替。演替过程: 初期物种数量少, 优势种突出, 如 3 年生园。随着时间的延长, 节肢动物数量增加, 生物多样性逐渐丰富。但由于化学农药防治, 一些次要植食性害虫突跳成重要害虫, 如 6、9 年生园。在野生园的节肢动物群落演替已经达到顶级群落, 生物多样性丰富, 资源利用充分, 生态位被各物种合理占位, 形成了稳定的群落。

由于椭圆型脐点突变模型和生态系统的复杂性, 以及调查研究数据的限制, 此模型以害虫类状态变量的稳定性、外界环境及人为干扰来判断突变的发生, 因此在害虫预测方面具有良好的应用前景。

5.5 未来椭圆型脐点突变模型的研究问题

本章虽然借鉴了尖角突变模型对椭圆型脐点突变模型的性质进行了简要分析, 利用性质对模型如何使生态系统产生突变及怎样调控进行了阐述, 同时在生态系统中对突变模型的 5 个特征做了解释。但是对于椭圆型脐点突变的平衡曲面还缺乏进一步的分析, 几个特征是如何具体体现的还有待研究, 是否它还具备更多的特征, 这些特征又如何解释等。鞍点形成原因还有待进一步研究, 可能与双尖角突变有关, 在鞍点处可能是双尖角突变中极大值点和极小值点之间、极大值点之间或极小值点之间叠加形成的。此外, 鞍点之间的关系还不明确, 可能是同宿轨道也可能是异宿轨道, 或者是其他关系, 有待进一步研究。

参 考 文 献

[1] 孙儒泳. 动物生态学原理. 北京: 北京师范大学出版社, 2001.

[2] Lucas W F. 生命科学模型. 翟晓燕, 许若宁, 黄振高, 等译. 长沙: 国防科技大学出版社, 1996.

[3] 魏雪莲, 赵惠燕, 刘光祖, 等. 害虫种群动态模型的燕尾突变分析. 生态学报, 2009, 29(10): 5478-5484.

[4] 王顺庆, 王万雄, 徐海根. 数学生态学稳定性理论与方法. 北京: 科学出版社, 2004: 146-155.

[5] 丁岩钦. 昆虫数学生态学. 北京: 科学出版社, 1994: 252-295.

[6] Leslie P H, Gower J C. The properties of a stochastic model for the predator-prey type of interaction between two species. Biometrika, 1960, 47(3,4): 219-234.

[7] May R M. Stability and Complexity in Model Ecosystems. Princeton: Princeton University Press, 1973: 84.

[8] Tanner J T. The stability and the intrinsic growth rates of prey and predator populations. Ecology, 1975, 56(4): 855-867.

[9] Holling C S. The functional response of predators to prey density and its role in mimicry and population regulation. Memoirs of the Entomological Society of Canada, 1965, 45: 5-60.

[10] 骆桦. Holling Ⅰ型方程的定性分析. 浙江丝绸工学院学报, 1997, 16(2): 102-106.

[11] 陈兰荪, 井竹君. 捕食者 - 食饵相互作用中微分方程的极限环存在性和唯一性. 科学通报, 1984, 29(9): 521-523.

[12] 张发秦, 樊永红. 具功能性反应的食饵－捕食者两种群模型的定性分析. 兰州大学学报 (自然科学版), 2000, 36(1): 12-16.

[13] 邱卫根, 李传荣. 具收获项的 Ⅱ 类功能反应的捕食系统的定性分析 Ⅱ. 数学物理学报, 1999, 19(1): 10-16.

[14] 马恒俊. 具有第 Ⅲ 类功能性反应的捕食者－食饵系统的定性分析. 生物数学学报, 1999, 14(1): 12-19.

[15] 张娟, 马知恩. 一类具 Holling Ⅱ 类功能性反应且存在两个极限环的捕食系统的定性分析. 生物数学学报, 1996, 11(4): 37-42.

[16] Hsu S B, Hwang T W. Hopf bifurcation analysis for a predator-prey system of Holling and Leslie type. Taiwanese Journal of Mathematics, 1999, 3(1): 35-53.

[17] Wollkind D J, Collings J B, Logan J A. Metastability in a temperature-dependent model system for predator-prey mite outbreak interactions on fruit trees. Bulletin of Mathematical Biology, 1988, 50(4): 379-409.

[18] 王高雄, 周之铭, 朱思铭, 等. 常微分方程. 2 版. 北京: 高等教育出版社, 2002.

[19] 谢应齐, 曹杰. 非线性动力学数学方法. 北京: 气象出版社, 2001.

[20] 刘鼎文, 鲁家珍, 巩守文, 等. 利用大地形变资料进行强震危险区圈定的一个数学方法. 地

壳形变与地震, 1994, 14(4): 65-74.

[21] Saunders P T. 突变理论入门. 凌复华, 译. 上海: 上海科学技术文献, 1983.

[22] 徐玖平, 唐建平. 非线性动态市场价格的突变分析. 系统工程理论与实践, 2000, (4): 48-53.

[23] 姜璐, 于连宇. 初等突变理论在社会科学中的应用. 系统工程理论与实践, 2002, 22(10): 113-117.

[24] Broer H W, Chow S N, Kim Y, et al. A normally elliptic Hamiltonian bifurcation. Zeitschrift fürangewandte Mathematik und Physik ZAMP, 1993, 44(3): 389-432.

[25] 姜转宏. 猕猴桃产业演化发展探析. 西北农林科技大学学报 (社会科学版), 2007, 7(2): 109-112.

[26] 杜超, 伏召辉, 赵惠燕. 猕猴桃园节肢动物群落结构及其动态研究. 西北农林科技大学学报 (自然科学版), 2011, 39(11): 89-96.

[27] 张青, 何龙. 用突变模型研究森林蓄积的稳定性. 北京林业大学学报, 1999, 21(3): 58-63.

[28] 赵惠燕, 张改生. 突变理论在昆虫种群系统中的应用. 昆虫知识, 1995, 32(4): 246-251.

[29] 李新航, 张真, 马钦彦, 等. 马尾松林节肢动物群落的稳定性. 生态学报, 2009, 29(1): 216-222.

[30] Matis J H, Kiffe T R, Matis T I, et al. Nonlinear stochastic modeling of aphid population growth. Mathematical Biosciences, 2005, 198(2): 148-168.

[31] Moayedi A A, Azizi M. Non formal education and its relationship with bread wheat production. Procedia-Social and Behavioral Sciences, 2011, 15: 1732-1736.

[32] Parry H R, Evans A J, Morgan D. Aphid population response to agricultural landscape change: A spatially explicit, individual-based model. Ecological Modelling, 2006, 199(4): 451-463.

[33] Prajneshu C. A nonlinear statistical model for aphid population growth. Journal of the Indian Society of Agricultural Statistics, 1998, 51(1): 73-80.

[34] Faeth S H. Community structure and folivorous insect outbreaks: The roles of vertical and horizontal interactions. Insect Outbreaks, 1987: 135-171.

第6章 蝴蝶突变模型及在有害生物生态治理中的应用

本章以麦田生态系统为例, 建立相应的蝴蝶突变模型。在对模型进行数学分析的基础上, 利用收集到的实际数据揭示麦田生态系统中害虫种群发生突变的生态学机制。

6.1 有害生物蝴蝶突变模型的建立

6.1.1 害虫种群动态模型的建立

考虑受天敌、气象环境因素及植被状况影响的害虫种群动态模型[1]:

$$\frac{\mathrm{d}N}{\mathrm{d}t} = rN\left(1 - \frac{eN^2}{K}\right) - \frac{Pk(N - N_m)}{(N - N_m) + d}$$

在此模型基础上, 添加农药影响因素, 构建受气象影响、作物状况影响及天敌影响的害虫种群动态模型[2]:

$$\frac{\mathrm{d}N}{\mathrm{d}t} = rN\left(1 - \frac{eN^3}{K}\right) - \frac{Pk(N - N_m)}{(N - N_m) + d} - MN^2 \tag{6.1}$$

其中 N 是害虫种群密度; K 是表示环境容纳量, 在本模型中理解为害虫所取食植被的状况; N_m 是捕食行为可实现时害虫的最小量, 是一常数; M 是农药对害虫种群密度的影响因子; P 是天敌的种群密度; r 是害虫种群的内禀增长率, 其值与具体的害虫种群有关; t 是时间; e 是气象环境对害虫种群密度的影响因子; k 是天敌的捕食率; d 是常数, 为天敌的饱和捕食量。

对模型 (6.1), 当 $\mathrm{d}N/\mathrm{d}t = 0$ 时, 害虫种群密度的增长和天敌的捕食将会达到一种动态平衡, 即

$$rN\left(1 - \frac{eN^3}{K}\right) - \frac{Pk(N - N_m)}{(N - N_m) + d} - MN^2 = 0$$

为方便得到标准突变模型, 按 N 的降幂整理上式, 得

$$-\frac{re}{K}N^5 - \frac{re(d - N_m)}{K}N^4 - MN^3 + N^2(r + MN_m - Md)$$
$$+ [r(d - N_m) - Pk]N + PkN_m = 0 \tag{6.2}$$

6.1.2 蝴蝶突变模型的建立

为了形式上的简便, 将模型 (6.2) 表达为

$$a_1N^5 + a_2N^4 + a_3N^3 + a_4N^2 + a_5N + a_6 = 0 \tag{6.3}$$

其中 $a_1 = -re/K$, $a_2 = -re(d - N_m)/K$, $a_3 = -M$, $a_4 = M(N_m - d) + r$, $a_5 = r(d - N_m) - Pk$, $a_6 = PkN_m$。

对模型 (6.3) 做进一步变换, 令

$$\begin{cases} x = N + \dfrac{a_2}{5a_1} \\[2mm] t = \dfrac{1}{4}\left[a_1\left(\dfrac{a_2}{5a_1}\right)^2 + 4a_2\left(-\dfrac{a_2}{5a_1}\right) + a_3 \right] \\[2mm] u = \dfrac{1}{3}\left[10a_1\left(-\dfrac{a_2}{a_1}\right)^3 + 6a_2\left(\dfrac{a_2}{5a_1}\right)^2 + 3a_3\left(-\dfrac{a_2}{5a_1}\right) + a_4 \right] \\[2mm] v = \dfrac{1}{2}\left[5a_1\left(\dfrac{a_2}{5a_1}\right)^4 + 4a_2\left(-\dfrac{a_2}{5a_1}\right)^2 + 3a_3\left(\dfrac{a_2}{5a_1}\right) + 2a_4\left(-\dfrac{a_2}{5a_1}\right) + a_5 \right] \\[2mm] w = a_1\left(-\dfrac{a_2}{5a_1}\right)^5 + a_2\left(\dfrac{a_2}{5a_1}\right)^4 + a_3\left(-\dfrac{a_2}{5a_1}\right)^3 + a_4\left(\dfrac{a_2}{5a_1}\right)^2 + a_5\left(-\dfrac{a_2}{5a_1}\right) + a_6 \end{cases} \tag{6.4}$$

其中 t, u, v, w 为控制变量。

显然模型 (6.3) 是蝴蝶突变模型的标准形式, 基于模型 (6.2) 中的原参数得其相应标准形式的势函数为

$$V(x) = x^6 + tx^4 + ux^3 + vx^2 + wx \tag{6.5}$$

其中

$$\begin{cases} x = N + \dfrac{1}{5}(d - N_m) \\[2mm] t = \dfrac{1}{4}\left[\dfrac{20re}{K}(d - N_m)^2 - M \right] \\[2mm] u = \dfrac{1}{3}\left[-\dfrac{20re}{K}\left(\dfrac{d - N_m}{5}\right)^3 + 8M\dfrac{d - N_m}{5} - r \right] \\[2mm] v = \dfrac{1}{2}\left[\dfrac{15re}{K}\left(\dfrac{d - N_m}{5}\right)^4 - 3M\left(\dfrac{d - N_m}{5}\right)^2 - 2(Md - r - MN_m)\left(\dfrac{d - N_m}{5}\right) \right. \\[2mm] \qquad\quad \left. + r(d - N_m) + PK \right] \\[2mm] w = -\dfrac{4re}{K}\left(\dfrac{d - N_m}{5}\right)^5 + M\left(\dfrac{d - N_m}{5}\right)^3 + (Md - r - MN_m)\left(\dfrac{d - N_m}{5}\right)^2 \\[2mm] \qquad\quad - (pk - rd + rN_m)\left(\dfrac{d - N_m}{5}\right) - PKN_m \end{cases}$$

模型 (6.5) 相应的平衡曲面方程, 即害虫种群数量动态蝴蝶突变模型为

$$V' = 6x^5 + 4tx^3 + 3ux^2 + 2vx + w = 0 \tag{6.6}$$

在模型 (6.5) 中, t 是蝴蝶因子 (butterfly factor), u 是偏倚因子 (bias factor)[3], 由模型 (6.2) 到模型 (6.4) 的变换过程可以看出: 它们受 K, e, M(即植被情况、气象因素和农药因素) 三者的综合影响; w 是正则变量 (normol variable), v 是分裂变量 (splitting variable), 同样可以看出它们受 K, e, M 和 P(天敌因素) 4 者的综合影响。

模型 (6.5) 的奇点集为

$$V''(x) = 30x^4 + 12tx^2 + 6ux + 2v = 0 \tag{6.7}$$

综上可知: 由于 $N > 0$, 所以 $x - (1/5)(d - N_m) > 0$, 即状态变量 $x > (1/5)(d - N_m)$。平衡曲面方程 (6.6) 和奇点集 (6.7) 确定了害虫种群蝴蝶突变分歧点集 B, 此时由于控制空间是四维的, 因此不能在三维空间直接画出其分歧点集 B。随后尝试通过固定某些控制变量的方法来研究模型 (6.5) 的结构变化。

6.2　蝴蝶突变模型突变形式的讨论

根据突变理论, 当控制变量 t, u, v, w 取不同值时, 系统有可能发生突变, 也就是说在分歧点集上的点是可能导致系统发生突变的临界点。但由于不能在三维空间绘出其分歧点集, 所以可以通过考虑分叉集 B 的截线 B_{tu}, 对昆虫种群系统的状态进行讨论, 即保持 t 和 u(受 K, e, M 三者综合影响) 为常数, 而取 x 是沿着 B_{tu} 的一个参数。这足以说明蝴蝶突变模型的特点, 以下仅对 $u = 0$ 进行具体讨论 (仅当综合控制变量 $u = 0$ 时 B_{tu} 对称于 v 轴)。

由式 (6.7) 得

$$-v = 15x^4 + 6tx^2 + 3ux \tag{6.8}$$

将式 (6.7) 代入式 (6.6) 得

$$w = 24x^5 + 8tx^3 + 3ux^2 \tag{6.9}$$

6.2.1　蝴蝶突变模型当 $t = u = 0$ 时的分歧点集和势函数

当 $t = u = 0$ 时, 可以看到 B_{00} 是一个简单尖角, 做出蝴蝶突变分歧点集的截线 B_{00} (图 6.1), 这是一个典型的尖角突变模型的投影, 其中包含稳定暴发区、稳定安全区和不稳定突变区域。当害虫种群处于不稳定突变区域时, 要采取措施阻止其进入稳定暴发区。一旦突变至稳定暴发区就很难恢复, 需要投入较大的人力物力。

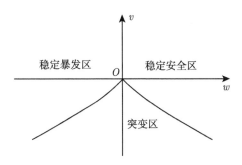

图 6.1 蝴蝶突变模型 $u = t = 0$ 时的分歧点集

将式 (6.8) 和式 (6.9) 中的 x 消去, 得到分歧点集方程

$$-(v/15)^5 = (w/24)^4$$

v 和 w 取不同值时势函数情形分析如下:

情况 1　$v = w = 0$。

此时 $V(x) = x^6$ 为顶点在原点开口向上的一抛物线 (图 6.2), 此时势函数只有一个极小值, 对应一个稳定平衡点。

情况 2　$v = 0,\ w > 0$。

此时势函数为 $V(x) = x^6 + wx$, 图形与图 6.2 相同, 结论同上述情况 1。

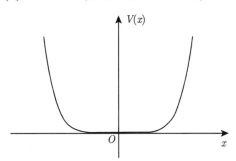

图 6.2 蝴蝶突变模型 $v = w = 0$ 时的势函数示意图

情况 3　$v > 0,\ w > 0$。

此时 $V(x) = x^6 + vx^2 + wx = x(x^5 + vx + w)$ 和横轴有两个交点, 其中一个在原点, 另一个在横轴负向上。势函数只有一个极小值, 对应一个稳定平衡点 (图 6.3).

情况 4　$v > 0,\ w < 0$。

此时势函数图像是图 6.3 的镜像, 结论与情况 3 相同。

情况 5　$w > 0,\ 0 > v > -15(w/24)^{\frac{4}{5}}$。

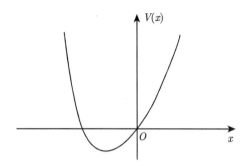

图 6.3   蝴蝶突变模型 $v > 0, w > 0$ 时的势函数示意图

此时函数 $V(x)$ 只有一个极小值, 对应一个稳定平衡点 (图 6.4)。

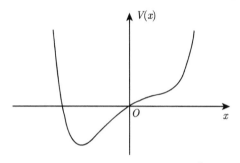

图 6.4   蝴蝶突变模型 $w > 0, 0 > v > -15(w/24)^{\frac{4}{5}}$ 时的势函数示意图

情况 6 $w < 0, 0 > v > -15(w/24)^{\frac{4}{5}}$。

此时势函数图像是图 6.4 的镜像, 结论与情况 5 相同。

情况 7 $w > 0, v < -15(w/24)^{\frac{4}{5}}$。

此时势函数有两个极小值, 一个极大值, 它们分别对应两个稳定平衡点和一个不稳定平衡点 (图 6.5)。

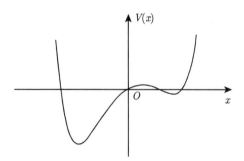

图 6.5   蝴蝶突变模型 $w > 0, v < -15(w/24)^{\frac{4}{5}}$ 时的势函数示意图

情况 8 $w < 0, v < -15(w/24)^{\frac{4}{5}}$。

此时势函数图像是图 6.5 的镜像, 结论与情况 7 相同。

情况 9　$w < 0, v = 0$。

此时势函数有两个极小值, 一个极大值, 分别对应两个稳定平衡点和一个不稳定平衡点 (图 6.6)。

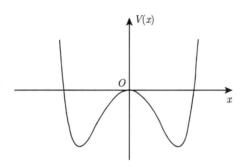

图 6.6　蝴蝶突变模型 $w > 0, v = 0$ 时的势函数示意图

由上述讨论可以看到: 只有在尖角内, 势函数有三个极值; 在尖角之外, 势函数只有一个极值, 而突变仅发生在穿出尖角时, 即当系统从 I 区穿出到达 II 区时, 平衡点会减少一对 (一个稳定平衡点, 一个不稳定平衡点)。

6.2.2　蝴蝶突变模型当 $u = 0$, $t > 0$ 时的分歧点集和势函数

当 $u = 0$, $t > 0$ 时, v 值总是负值, 分歧点集的截线在原点有一个尖角, 即此时 B_{tu} 是一个简单尖角, 因此在尖角中共有三个平衡点 (两个稳定一个不稳定) 这和尖角突变完全一样, 势函数与 6.2.1 节情况 1 相同。

6.2.3　蝴蝶突变模型当 $u = 0$, $t < 0$ 时的分歧点集和势函数

此时分歧点集的截线共有三个尖角, (w, v) 坐标分别是 $(0, 0)$, $\left(\dfrac{26}{15} t^2 \sqrt{-\dfrac{t}{5}}, \dfrac{3}{5} t^2 \right)$, $\left(-\dfrac{26}{15} t^2 \sqrt{-\dfrac{t}{5}}, \dfrac{3}{5} t^2 \right)$, 其势函数的情况有三种。

情况 1　$v < 0$。

此时势函数有两个极小值和一个极大值, 分别对应两个稳定平衡点和一个不稳定平衡点。

情况 2　$0 < v < t^2/3$。

此时势函数有三个极小值和两个极大值, 分别对应三个稳定平衡点, 两个不稳定平衡点。

情况 3　$v > t^2/3$。

此时势函数只有一个极小值, 对应一个稳定平衡位置。

图 6.7 是当 $u = 0, t < 0$ 时蝴蝶突变分歧点集的截线和各个区域的势函数, 其中对极小值点做了标记, 用来帮助说明控制轨迹越过分歧点集不同区域时发生的情况。从图 6.7 中可以看到截线是由三个尖角组成的, 这表明了蝴蝶突变和尖角突变之间的相似, 下面具体分析各个区域内势函数的情况。

由图 6.7 可知: 其势函数最多可有 5 个极值点 (区域Ⅵ); 当控制变量 v 和 w 对应的点处于不同的区域时, 其势函数的极值点个数不同, 相应地, 系统呈现出不同动态特性。

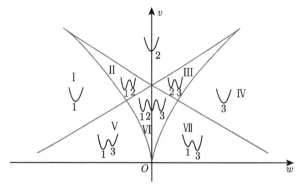

图 6.7　当 $u = 0, t < 0$ 时蝴蝶突变分歧点集的截线和各个区域的势函数

当控制变量对应的点 (w, v) 从非尖角区域 (Ⅰ、Ⅳ) 进入尖角区域 (Ⅱ、Ⅲ、Ⅵ、Ⅴ 或Ⅶ) 时, 系统的平衡点 (势函数的极值点) 会增加一对, 其中一个稳定, 一个不稳定。当点 (w, v) 从尖角区域进入非尖角区域时, 系统的平衡点会减少一对, 其中一个稳定, 一个不稳定。例如, 当点 (w, v) 从区域 Ⅰ 进入区域 Ⅱ 时, 系统的稳定平衡点 (势函数的极小值点) 由点 1 增加为点 1 和点 2; 当点 (w, v) 从区域 Ⅴ 进入区域 Ⅵ 时, 系统的稳定平衡点由点 1 和点 3 增加为点 1、点 2 和点 3; 当点 (w, v) 从区域Ⅲ 进入区域Ⅳ 时, 系统的稳定平衡点由点 2 和点 3 减少为点 3。

由此可见, 害虫种群系统是否发生突变是由控制变量所处的各个分歧点集区域之间的平衡点变化情况决定的, 即当控制变量对应的点穿过分歧点集时, 若系统所在各区域的平衡点没有发生变化, 则不会发生突变, 反之可能发生突变, 例如, 当控制变量确定的点从区域Ⅰ(图 6.7) 变到 Ⅱ, Ⅴ, Ⅵ 三个区域时, 标记为 1 的极小值点没有消失, 说明害虫种群系统平衡点的个数没发生变化, 因此不会发生突变; 类似的情况是从区域 Ⅴ 变到 Ⅱ, Ⅵ。总之, 当进入区域 Ⅱ, Ⅲ 或Ⅵ时不会发生突变, 突变只可能发生在离开尖角时; 而如果从区域 Ⅱ 到区域 Ⅰ, 且系统的原稳定平衡点位置在标记为 1 的位置, 那么稳定性也没有发生改变, 不会发生突变, 说明当沿着进入尖角的同一路径离开类尖角时不会发生突变; 如果系统的原稳定平衡点在标记为 2 的情况, 那么到达区域Ⅰ后系统原平衡点消失, 意味着此时系统会发生突变, 其他几个区域的转化分析类似。

6.3 害虫种群动态的蝴蝶突变特征

当 $u=0, t \geqslant 0$ 时, 蝴蝶突变模型的平衡曲面即尖角突变的平衡曲面。

当 $u=0, t<0$ 时, 可以看到蝴蝶突变的五个突变指征, 见图 6.8。

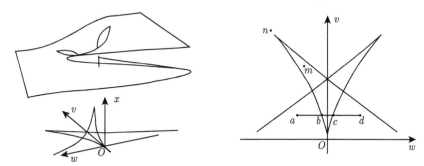

图 6.8 当 $u=0$ 和 $t<0$ 时蝴蝶突变的平衡曲面和分歧点集

1. 突跳性

控制点从 a 变化到 d 点, 再到达 c 点时, 会发生跳跃, 即当昆虫数量突然增加或突然减少, 数量上短时间内会有很大的变化, 呈现出突跳性。

2. 滞后性

控制点从 a 点到 d 点和从 d 点到 a 点, 跳跃点不同。这可以解释当种群数量大暴发后, 通过人为措施使控制变量离开害虫发生突变的水平, 即状态变量已经到达稳定安全区, 但种群数量不会马上到达安全区, 恢复到原来的程度, 有一个滞后过程。

3. 不可达性

昆虫种群数量变化有一个不稳定平衡位置, 这个位置是不可达的, 即害虫种群数量从稳定安全数量向暴发转化时, 不经过中间状态。

4. 发散性

控制点 n 是在尖角外, 但在其附近的一点, 让 n 点转移到 m 点, n 可以从尖角的左右两侧的一方进入尖角内 m 点, 即可有连接相同两点的两个相邻轨迹, 但却产生完全不同的性态。

5. 双模态

昆虫种群系统的不稳定区域会有两个或多个不同的状态, 也就是说在控制变量的控作用下, 昆虫种群系统的势函数将会出现两个或多个最小值, 例如在图 6.7 的区域Ⅵ有三个稳定平衡点。

6.4　蝴蝶突变模型的定性分析

改进模型 (6.1) 得

$$\frac{\mathrm{d}N(t)}{\mathrm{d}t} = r(e)N(t)\left(1 - \frac{N^3(t)}{K^3}\right) - \frac{Pk(N(t) - N_m)}{(N(t) - N_m) + d} - MN^2(t) \tag{6.10}$$

其中 $r(e)$ 为害虫种群的内禀增长率, 是气象因子 e 的函数[4]。

对模型 (6.10), 令 $x = N(t) + \frac{1}{5}(d - N_m)$ 得

$$\frac{\mathrm{d}x}{\mathrm{d}t} = s\left[-(6x^5 + 4tx^4 + 3ux^2 + 2vx + w)\right] \tag{6.11}$$

对模型 (6.11), 令 $\mathrm{d}t = s\mathrm{d}\tau$ 得

$$\frac{\mathrm{d}x}{\mathrm{d}\tau} = -(6x^5 + 4tx^4 + 3ux^2 + 2vx + w) \tag{6.12}$$

其中

$$\begin{cases}
s = \dfrac{5r(e)}{6K^3\left[5x + 4(d - N_m)\right]} \\[2mm]
t = -\dfrac{1}{4}\left[\dfrac{5r(e)}{K^3}(N_m - d)^2 + M\right] \\[2mm]
u = \dfrac{1}{3}\left[\dfrac{4}{25}\dfrac{r(e)(N_m - d)^3}{K^3} + \dfrac{2}{5}M(N_m - d) + r(e)\right] \\[2mm]
v = \dfrac{1}{2}\left[-\dfrac{r(e)(N_m - d)^4}{125K^3} + \dfrac{4r(e)(N_m - d)^3}{25K^3}\right. \\[2mm]
\qquad\left. + \dfrac{7}{25}M(N_m - d)^2 - \dfrac{3}{5}r(e)(N_m - d) - Pk\right] \\[2mm]
w = \dfrac{4r(e)(N_m - d)^5}{3125K^3} + \dfrac{4M(N_m - d)^3}{125} \\[2mm]
\qquad - \dfrac{4r(e)(N_m - d)^2}{25} - \dfrac{Pk(N_m - d)}{5} + PkN_m
\end{cases}$$

当 $\mathrm{d}x/\mathrm{d}\tau = 0$ 时, 得标准平衡曲面方程

$$6x^5 + 4tx^3 + 3ux^2 + 2vx + w = 0 \tag{6.13}$$

相应奇点集为

$$15x^4 + 6tx^2 + 3ux + v = 0 \tag{6.14}$$

将式 (6.13) 和式 (6.14) 中的 x 消去, 得模型 (6.12) 的分歧点集

$$u\left(3456t^3u^2 + 19683u^4 - 13824t^4v - 102060tu^2v + 80640t^2v^2 - 172800v^3\right)w$$
$$+ \left(13824t^5 + 89100t^2u^2 - 86400t^3v + 182250u^2v + 144000tv^2\right)w^2 - 202500tuw^3$$
$$+ 84375w^4 = v^2\left(1152t^3u^2 + 6561u^4 - 4096t^4v - 31104tu^2v + 24576t^2v^2 - 36864v^3\right)$$

同样通过固定 t, 分别用三维空间图 (图 6.9) 或二维平面图 (t 和 u 固定) 来描述。

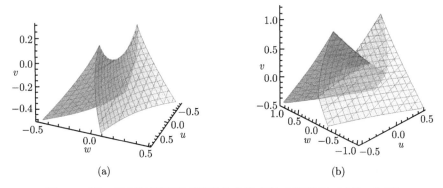

(a)   (b)

图 6.9   当 t 固定时蝴蝶突变模型的分歧点集 (彩图请扫封底二维码)

下面讨论各个区域内平衡点的个数和相应稳定性, 本节仅对 $u = 0$ 进行分析, 此时包含截面 B_{tu} 中所有可能出现的情况, 这足以说明蝴蝶突变的控制变量对系统动态特性的影响, 分歧点集由下式给出 (图 6.10)。

$$84375w^4 + (13824t^5 - 86400t^3v + 144000tv^2)w^2$$
$$= -v^2(4096t^4v - 24576t^2v^2 + 36864v^3) \tag{6.15}$$

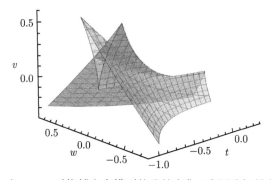

图 6.10   当 $u = 0$ 时蝴蝶突变模型的分歧点集 (彩图请扫封底二维码)

6.4.1　蝴蝶突变模型当 $u = 0$, $t \geqslant 0$ 时的定性分析

下面利用分歧点集的二维截面图 (t 和 u 固定) 对模型进行定性分析, 此时蝴蝶突变分歧点集的截面 B_{tu} (图 6.11(a)), 从图形可以看出: 这是一个尖角突变类型, 且截面 B_{tu} 将 v-w 平面分成两个区域, 分别记为区域 I 和区域 II。

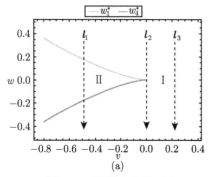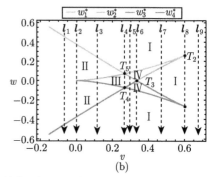

图 6.11　蝴蝶突变模型当 $u = 0$ 时分歧点集的截面图 (彩图请扫封底二维码)

(a) $t \geqslant 0$;　(b) $t < 0$

当 $u = 0$ 时, 得模型 (6.12) 相应的动力系统模型

$$\frac{\mathrm{d}x}{\mathrm{d}\tau} = -(6x^5 + 4tx^3 + 2vx + w) \tag{6.16}$$

令 $f_1(x) = 6x^5 + 4tx^3$, $f_2(x) = -2vx - w$, 模型 (6.16) 转化为

$$\frac{\mathrm{d}x}{\mathrm{d}\tau} = -(f_1(x) - f_2(x)) \tag{6.17}$$

用 Γ_1 表示曲线 $y = f_1(x)$, Γ_2 表示直线 $y = f_2(x)$, 其中当 $t \geqslant 0$ 时曲线 Γ_1 的形状见如图 6.12(a) 所示, 当 $t < 0$ 时曲线 Γ_1 的形状如图 6.12(b) 所示, 用曲线 Γ_1 与直线 Γ_2 交点的横坐标来描述模型的平衡点, 分如下两种情况。

从图 6.12(a) 可以看出: 曲线 Γ_1 关于原点对称, 故可以通过改变直线的斜率 v 来讨论直线 Γ_2 与曲线 Γ_1 的位置关系, 分 $v < 0$ 与 $v \geqslant 0$ 两种情况进行讨论。

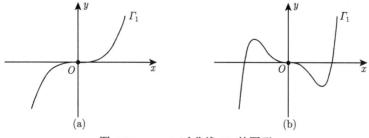

图 6.12　$u = 0$ 时曲线 Γ_1 的图形

(a) $t \geqslant 0$; (b) $t < 0$

情况 1 $v < 0$。

对任意 $v \in (-\infty, 0)$, 在图 6.12(a) 中添加直线 Γ_2: 当 w 由正无穷变到负无穷时 (即直线 Γ_2 从下往上平移), 曲线 Γ_1 与直线 Γ_2 的位置关系从图 6.13(a) 变到图 6.13(e), 值得注意的是, 当直线 Γ_2 与曲线 Γ_1 相切时, 记 $w = w_1^*$ (图 6.13(b)) 或 $w = w_4^* = -w_1^*$ (图 6.13(d))。根据第 4 章相同方法得直线与曲线交点个数及其相应稳定性的变化情况: 1 个稳定平衡点 $x_1 \to 2$ 个平衡点 x_1 和 x_{23} (其中 x_1 稳定, x_{23} 不稳定) $\to 3$ 个平衡点 x_1, x_3 和 x_2 (其中 x_1, x_3 稳定, x_2 不稳定) $\to 2$ 个平衡点 x_{13} 和 x_{12} (其中 x_{13} 稳定, x_{12} 不稳定) $\to 1$ 个稳定平衡点 x_1; 参数 v, w 变化的过程对应图 6.11(b) 中的向量 l_1, 综上得如下定理。

注 6.1 x_{23} 表示 x_2, x_3 合为一点, 类似的情况不再说明。

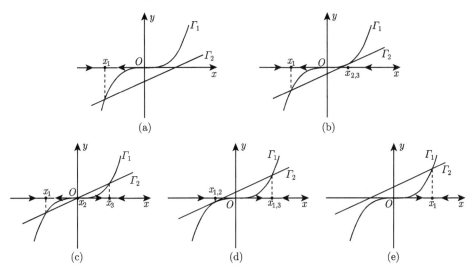

图 6.13 当 $v < 0$ 时蝴蝶突变模型直线与曲线的位置变化过程图

定理 6.1 对模型 (6.16), 当参数 t, u, v, w 所对应的点由区域 I 进入区域 II 再回到区域 I 时, 有如下结论:

(i) 区域 I 有一个稳定平衡点 x_1, 当参数落在集合 I_{11}, 则 $x_1 < 0$, 而参数落在集合 I_{12} 中, 则 $x_1 > 0$;

(ii) 区域 II 有三个平衡点 x_1, x_2 和 $x_3(x_1 < x_2 < x_3)$, 其中 x_1 和 x_3 稳定, x_2 不稳定, 此时参数落在集合 II_1 中, 其中

$$\begin{cases} I_{11} = \{(t, u, v, w) \,|\, t \geqslant 0, u = 0, v < 0, w > w_1^*\} \\ I_{12} = \{(t, u, v, w) \,|\, t \geqslant 0, u = 0, v < 0, w < -w_1^*\} \\ II_1 = \{(t, u, v, w) \,|\, t \geqslant 0, u = 0, v < 0, w < |w_1^*|\} \end{cases}$$

情况 2　$v \geqslant 0$。

对任意 $v \in [0, +\infty)$, 在图 6.12(a) 中添加直线 Γ_2, 当 w 由负无穷变到正无穷时 (即直线 Γ_2 从下往上平移), 曲线 Γ_1 与直线 Γ_2 的位置关系如图 6.14(a)($v = 0$) 和图 6.14(b)($v > 0$) 所示, 交点始终有一个 x_1, 且其稳定; 参数 v, w 变化的过程对应图 6.14(a) 中的向量 $l_2(v = 0)$ 或 $l_3(v > 0)$, 综上得如下定理。

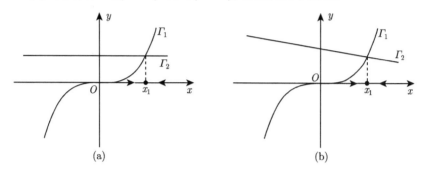

图 6.14　当 $v = 0$ 时蝴蝶突变模型当 $v = 0$ 时直线与曲线的位置变化过程图

定理 6.2　对模型 (6.16), 当参数 t, u, v, w 所对应的点在区域 I 中变化时, 则区域 I 有一个稳定平衡点 x_1, 此时参数落在集合 I_{13} 中, 其中 $I_{13} = \{(t, u, v, w) | t \geqslant 0, u = 0, v \geqslant 0, -\infty < w < +\infty\}$。

6.4.2　蝴蝶突变模型当 $u = 0$, $t < 0$ 时的定性分析

此时蝴蝶突变分歧点集的截面 B_{tu} 将 v-w 平面分成 4 个区域, 如图 6.11(b) 所示。由于截面 B_{tu} 关于 v 轴对称, 参数 v, w 的变化可以通过图 6.11(b) 中的向量描述来分析各个区域内平衡点个数及相应的稳定性情况。

首先给出图 6.11 中一些特殊点的坐标, 以便确定各区域的集合形式:

$$T_1(-w_1, v_1) = \left(-\frac{16t^2}{25}\sqrt{-\frac{t}{5}}, \frac{3}{5}t^2\right), \quad T_2(w_1, v_1) = \left(\frac{16t^2}{25}\sqrt{-\frac{t}{5}}, \frac{3}{5}t^2\right)$$

$$T_3(w_2, v_2) = \left(0, \frac{t^2}{3}\right), \quad T_4(-w_3, v_3) = \left(-\frac{16t^2}{75}\sqrt{-\frac{2t}{15}}, \frac{4}{15}t^2\right)$$

$$T_5(w_3, v_3) = \left(\frac{16t^2}{75}\sqrt{-\frac{2t}{15}}, \frac{4}{15}t^2\right)$$

由式 (6.15) 可得 w 关于 t 和 v 的表达式, 即

$$w_1^* = \frac{8\sqrt{-36t^5 + \sqrt{3\left(4t^2 - 15v\right)^2 \left(3t^2 - 5v\right)^3} + 225t^3v - 375tv^2}}{75\sqrt{5}}$$

$$w_2^* = \frac{8\sqrt{-36t^5 - \sqrt{3\left(4t^2 - 15v\right)^2 \left(3t^2 - 5v\right)^3} + 225t^3v - 375tv^2}}{75\sqrt{5}}$$

$$w_3^* = -w_2^*$$

$$w_4^* = -w_1^*$$

w_1^*, w_2^*, w_3^* 和 w_4^* 在图 6.11 中用不同颜色标出, 对模型 (6.16) 进行定性分析以确定各区域内平衡点个数及相应的稳定性。当 $v > 0$ 时, 曲线 $\varGamma_1$ 与直线 $\varGamma_2$ 相切有几个特殊位置, 如图 6.15 所示, 进一步分 7 种情况来讨论直线 $\varGamma_2$ 与曲线 $\varGamma_1$ 位置: $v \leqslant 0$, $0 < v < v_3$, $v = v_3$, $v_3 < v < v_2$, $v = v_2$, $v_2 < v < v_1$, $v \geqslant v_1$.

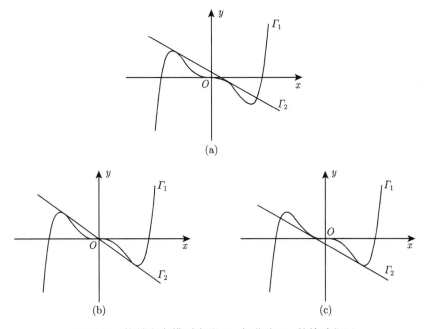

图 6.15　蝴蝶突变模型直线 $\varGamma_2$ 与曲线 $\varGamma_1$ 的特殊位置

(a) 直线 $\varGamma_2$ ($f_2(x) = -2v_3x - w_3$) 与曲线 $\varGamma_1$ 有两个切点; (b) 直线 $\varGamma_2$ ($f_2(x) = -2v_2x - w_3$) 过原点, 且与曲线 $\varGamma_1$ 有两个切点; (c) 直线 $\varGamma_2$ ($f_2(x) = -2v_1x - w_1$) 与曲线 $\varGamma_1$ 只有一个切点

情况 1　$v \leqslant 0$。

对任意 $v \in (-\infty, 0]$, 在图 6.12(b) 中添加直线 $\varGamma_2$, 当 w 由负无穷变到正无穷时 (即直线 $\varGamma_2$ 从下往上平移), 曲线 $\varGamma_1$ 与直线 $\varGamma_2$ 的位置变化可由图 6.16(a) 变到

图 6.16(e) 所示, 其中直线 $\varGamma_2$ 与曲线 $\varGamma_1$ 相切时, $w = w_1^*$ (图 6.16(b)) 或 $w = -w_1^*$ (图 6.16(d)), 交点个数和稳定性的变化为: 1 个稳定平衡点 $x_1 \to 2$ 个平衡点 x_1 和 x_{23} (其中 x_1 稳定, x_{23} 不稳定) $\to 3$ 个平衡点 x_1, x_3 和 x_2 (其中 x_1, x_3 稳定, x_2 不稳定) $\to 2$ 个平衡点 x_{13} 和 x_{12} (其中 x_{13} 稳定, x_{12} 不稳定) $\to 1$ 个稳定平衡点 x_1, 此过程与 6.4.1 节情况 1 类似, 参数 v, w 变化的过程对应图 6.11(b) 中的向量 $\bar{l}_1$ 和 $\bar{l}_2$, 由此可得如下定理。

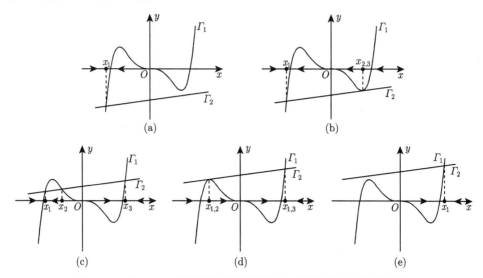

图 6.16 当 $v \leqslant 0$ 时蝴蝶突变模型直线与曲线的位置变化过程图

定理 6.3 对模型 (6.16), 当参数 t, u, v, w 所对应的点由区域 I 进入区域 II 再回到区域 I 时, 有如下结论:

(i) 区域 I 有一个稳定平衡点 x_1, 当参数落在集合 I_{21} 中, 则 $x_1 < 0$, 而参数落在集合 I_{22} 中, 则 $x_1 > 0$;

(ii) 区域 II 有三个平衡点 x_1, x_2 和 $x_3 (x_1 < x_2 < x_3)$, 其中 x_1 和 x_3 稳定, x_2 不稳定, 此时参数落在集合 II_{21} 中, 其中

$$\begin{cases} \mathrm{I}_{21} = \{(t,u,v,w) \,|\, t<0, u=0, v<v_1, w>w_1^*\} \\ \mathrm{I}_{22} = \{(t,u,v,w) \,|\, t<0, u=0, v<v_1, w<-w_1^*\} \\ \mathrm{II}_{21} = \{(t,u,v,w) \,|\, t<0, u=0, v\leqslant 0, w<|w_1^*|\} \end{cases}$$

情况 2 $0 < v < v_3$。

对任意 $v \in (0, v_3)$, 在图 6.12(b) 中添加直线 $\varGamma_2$ 随着 w 由负无穷到正无穷的变化 (即直线 $\varGamma_2$ 从下往上平移), 曲线 $\varGamma_1$ 与直线 $\varGamma_2$ 的位置的变化关系如图 6.17(a) 到图 6.17(i) 所示, 其中直线 $\varGamma_2$ 与曲线 $\varGamma_1$ 相切时, $w = \pm w_1^*$ (图 6.17(b) 和图 6.17(h))

或 $w = \pm w_2^*$ (图 6.17(d) 和图 6.17(f)), 交点个数和稳定性的变化为: 1 个稳定平衡点 $x_1 \to 2$ 个平衡点 x_1 和 x_{23} (其中 x_1 稳定, x_{23} 不稳定) $\to 3$ 个平衡点 x_1, x_3 和 x_2 (其中 x_1 和 x_3 稳定, x_2 不稳定) $\to 4$ 个平衡点 x_1, x_{35}, x_{23} 和 x_{24} (其中 x_1 和 x_{35} 稳定, x_{23} 和 x_{24} 不稳定) $\to 5$ 个平衡点 x_1, x_3, x_5, x_2 和 x_4 (其中 x_1, x_3 和 x_5 稳定, x_2 和 x_4 不稳定) $\to 4$ 个平衡点 x_1, x_{35}, x_2 和 x_{34} (其中 x_1 和 x_{35} 稳定, x_2 和 x_{34} 不稳定) $\to 3$ 个平衡点 x_1, x_3 和 x_2 (其中 x_1 和 x_3 稳定, x_2 不稳定) $\to 2$ 个平衡点 (其中 x_{13} 稳定, x_{12} 不稳定) $\to 1$ 个稳定平衡点 x_1; 参数 v 和 w 变化的过程对应图 6.11(b) 中的向量 l_3 表示, 综上可得如下定理.

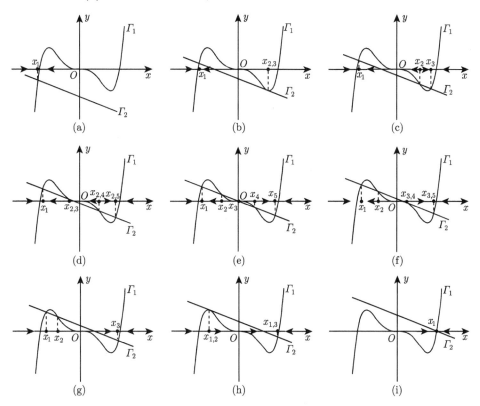

图 6.17 当 $0 < v < v_3$ 时蝴蝶突变模型直线与曲线的位置变化过程图

定理 6.4 对模型 (6.16), 当参数 t、u、v、w 所对应的点由区域 I 到区域 II 再到区域 III 后, 返回区域 II 最后回到区域 I 时, 有如下结论.

(i) 区域 II 有三个平衡点 x_1, x_2 和 $x_3(x_1 < x_2 < x_3)$, 其中 x_1, x_3 稳定, x_2 不稳定, 若参数落在集合 II_{22} 中, 则 $x_1 < 0 < x_2 < x_3$; 若参数落在集合 II_{23} 中, 则 $x_1 < x_2 < 0 < x_3$.

(ii) 区域 III 有 5 个平衡点 x_1, x_2, x_3, x_4 和 $x_5(x_1 < x_2 < x_3 < x_4 < x_5)$, 其中

x_1, x_3 和 x_5 稳定, x_2 和 x_4 不稳定, 此时参数落在集合 III 中, 其中

$$
\begin{cases}
\mathrm{II}_{22} = \{(t, u, v, w)\, |\, t < 0, u = 0, 0 < v < v_3, w_2^* < w < w_1^*\} \\
\mathrm{II}_{23} = \{(t, u, v, w)\, |\, t < 0, u = 0, 0 < v < v_3, -w_1^* < w < -w_2^*\} \\
\mathrm{III} = \{(t, u, v, w)\, |\, t < 0, u = 0, 0 < v < v_3, -w_2^* < w < -w_2^*\}
\end{cases}
$$

情况 3　$v = v_3$。

在图 6.12(b) 中添加直线 $\varGamma_2$, 当 w 由负无穷变到正无穷时 (即直线 $\varGamma_2$ 从下往上平移), 曲线 $\varGamma_1$ 与直线 $\varGamma_2$ 的位置关系可从图 6.18 (a) 到图 6.18(e) 给出, 交点个数和稳定性的变化情况为: 1 个稳定平衡点 $x_1 \to$ 3 个平衡点 $x_1, x_{2,3}$ 和 $x_{4,5}$ (其中 x_1 稳定, $x_{2,3}$ 和 $x_{4,5}$ 不稳定) $\to$ 5 个平衡点 x_1, x_3, x_5, x_2 和 x_4 (其中 x_1, x_3 和 x_5 稳定, x_2 和 x_4 不稳定) $\to$ 3 个平衡点 $x_{1,5}, x_{1,2}$ 和 $x_{3,4}$ (其中 $x_{1,5}$ 稳定, $x_{1,2}$ 和 $x_{3,4}$ 不稳定) $\to$ 1 个稳定平衡点 x_1 稳定; 参数 v 和 w 变化的过程对应图 6.11(b) 中的向量 l_4 表示, 综上得如下定理。

定理 6.5　对模型 (6.16), 参数 t, u, v, w 所对应的点由区域 I 进到区域 III 再到区域, 有下列结论:

(i) 区域 I 有一个稳定平衡点 x_1, 当参数落在集合 I_{21} 时, 则 $x_1 < 0$; 而参数落在集合 I_{22}, 则 $x_1 > 0$, 其中 $\mathrm{I}_{12}, \mathrm{I}_{22}$ 的表示如前;

(ii) 区域 III 有 5 个平衡点 x_1, x_2, x_3, x_4 和 $x_5(x_1 < x_2 < x_3 < x_4 < x_5)$, 其中 x_1, x_3 和 x_5 稳定, x_2 和 x_4 不稳定, 此时参数落在集合 III 中。

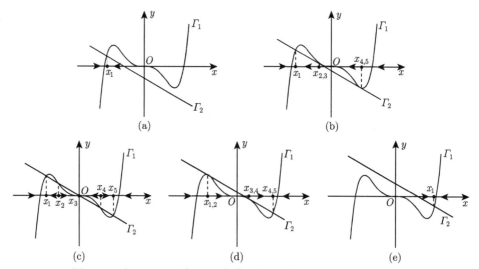

图 6.18　当 $v = v_0$ 时蝴蝶突变模型直线与曲线的位置变化过程图

情况 4　$v_3 < v < v_2$。

对任意 $v \in (v_3, v_2)$, 在图 6.12(b) 中添加直线 $\varGamma_2$, 当 w 由负无穷变到正无穷时

(即直线 $\varGamma_2$ 从下往上平移), 曲线 $\varGamma_1$ 与直线 $\varGamma_2$ 的位置变化关系可从图 6.19(a) 到图 6.19(i) 看出, 其中直线 $\varGamma_2$ 与曲线 $\varGamma_1$ 相切时, $w = \pm w_1^*$(图 6.19(b) 和图 6.19(h)) 或 $w = \pm w_2^*$(图 6.19(d) 和图 6.19(f)), 交点个数和稳定性的变化情况: 1 个稳定平衡点 $x_1 \to$ 2 个平衡点 x_1 和 $x_{2,3}$ (其中 x_1 稳定, $x_{2,3}$ 不稳定) $\to$ 3 个平衡点 (x_1 和 x_3 稳定, x_2 不稳定) $\to$ 4 个平衡点 x_1, x_3, x_2 和 $x_{4,5}$ (x_1 和 x_3 稳定, x_2 和 $x_{4,5}$ 不稳定) $\to$ 5 个平衡点 x_1, x_3, x_5, x_2 和 x_4 (其中 x_1, x_3 和 x_5 稳定, x_2 和 x_4 不稳定) $\to$ 4 个平衡点 $x_{1,3}, x_{3,5}, x_{1,2}$ 和 $x_{2,4}$ (其中 $x_{1,3}$ 和 $x_{3,5}$ 稳定, $x_{1,2}$ 和 $x_{2,4}$ 不稳定) $\to$ 3 个平衡点 x_1, x_3, x_2 (其中 x_1 和 x_3 稳定, x_2 不稳定) $\to$ 2 个平衡点 x_3 和 $x_{1,2}$ (x_3 稳定, $x_{1,2}$ 不稳定) $\to$ 1 个稳定平衡点 x_1; 参数 v, w 变化的过程对应图 6.11 (b) 中的向量 $\boldsymbol{l}_5$, 由此可得如下定理。

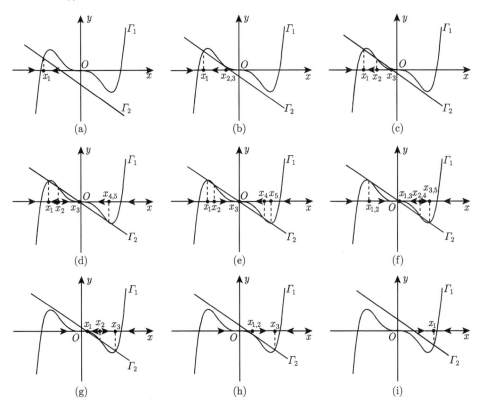

图 6.19 当 $v_0 < v < v_1$ 时蝴蝶突变模型直线与曲线的位置变化过程图

定理 6.6 对模型 (6.16), 参数 t, u, v, w 所对应的点从区域 I 到区域 IV 再到区域 III 后, 再返回区域 IV 左后回到区域时, 区域 IV 有三个平衡点 x_1, x_2 和 $x_3(x_1 < x_2 < x_3)$, 其中 x_1 和 x_3 稳定, x_2 不稳定, 当参数落在集合 IV$_1$ 中, 则 $x_1 < x_2 <$

$x_3 < 0$; 而参数落在集合 IV_2 中, 则 $0 < x_1 < x_2 < x_3$, 其中

$$
\begin{cases}
\mathrm{IV}_1 = \{(t, u, v, w) \,|\, t < 0, u = 0, v_3 < v < v_2, w_2^* < w < w_1^*\} \\
\mathrm{IV}_2 = \{(t, u, v, w) \,|\, t < 0, u = 0, v_3 < v < v_2, -w_1^* < w < -w_2^*\}
\end{cases}
$$

情况 5　$v = v_2$。

在图 6.12(b) 中做出直线 Γ_2, 当 w 由负无穷变到正无穷时 (即直线 Γ_2 从下往上平移), 曲线 Γ_1 与直线 Γ_2 的位置关系如图 6.20(a) 到图 6.20(g) 所示, 交点个数和稳定性的变化情况为: 1 个稳定平衡点 $x_1 \to 2$ 个平衡点 x_3 和 $x_{1,2}$ (其中 x_3 稳定, $x_{1,2}$ 不稳定) $\to 3$ 个平衡点 x_1, x_3 和 x_2 (其中 x_1 和 x_3 稳定, x_2 不稳定) $\to 3$ 个平衡点 O, $x_{1,2}$ 和 $x_{2,3}$ (其中 O 稳定, $x_{1,2}$ 和 $x_{2,3}$ 为不稳定) $\to 3$ 个平衡点 x_1, x_3 和 x_2 (其中 x_1 和 x_3 稳定, x_2 不稳定) $\to 2$ 个平衡点 x_1 和 $x_{2,3}$ (其中 x_1 稳定, $x_{2,3}$ 不稳定) $\to 1$ 个稳定平衡点 x_1; 参数 v, w 变化的过程对应图 6.11(b) 中的向量 l_6, 综上得如下定理。

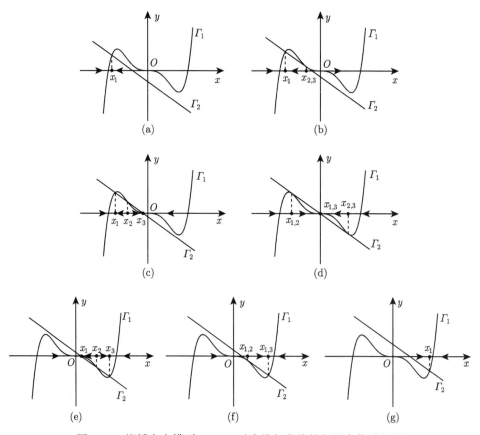

图 6.20　蝴蝶突变模型 $v = v_1$ 时直线与曲线的位置变化过程图

定理 6.7 对模型 (6.16), 参数 t, u, v, w 所对应的点区域 I 进到区域 IV 再回到区域 I, 有如下结论:

(i) 区域 I 有一个稳定平衡点 x_1, 当参数落在集合 I_{21} 时, 则 $x_1 < 0$, 而参数落在集合 I_{22} 中, 则 $x_1 > 0$, 其中 I_{21}, I_{22} 的表示如前;

(ii) 区域 IV 有三个平衡点 x_1, x_2 和 $x_3(x_1 < x_2 < x_3)$, 其中 x_1 和 x_3 稳定, x_2 不稳定, 当参数落在集合 IV_1 时, 则 $x_1 < x_2 < x_3 < 0$, 而参数落在集合 IV_2, 则 $0 < x_1 < x_2 < x_3$, 其中 IV_1 和 IV_2 的表示如前。

情况 6 $v_2 < v < v_1$。

对任意 $v^* \in (v_2, v-1)$, 在图 6.12(b) 中做出直线 Γ_2, 当 w 由正无穷变到负无穷时 (即直线 Γ_2 从下往上平移), 曲线 Γ_1 与直线 Γ_2 的位置变化如图 6.21(a) 到图 6.21(i) 所示, 直线 Γ_2 与曲线 Γ_1 相切时, $w = \pm w_1^*$(图 6.21(b) 和 (h)) 或 $w = \pm w_2^*$(图 6.21(d) 和 (f)), 交点个数和稳定性的变化情况为: 1 个稳定平衡点 $x_1 \to 2$ 个平衡点 x_1 和 x_{23} (其中 x_1 稳定, x_{23} 为鞍点) $\to 3$ 个平衡点 x_1, x_3 和 x_2 (其中 x_1 和 x_3 稳定, x_2 不稳定) $\to 2$ 个平衡点 x_{13} 和 x_{12} (其中 x_{13} 稳定, x_{12} 不稳定) $\to 1$ 个稳定平衡点 $x_1 \to 2$ 个平衡点 x_1 和 x_{23} (其中 x_1 稳定, x_{23} 为不稳定) $\to 3$ 个平衡点 x_1, x_3 和 x_2 (其中 x_1 和 x_3 稳定, x_2 不稳定) $\to 2$ 个平衡点 x_{13} 和 x_{12} (其中 x_{13} 稳定, x_{12} 不稳定) $\to 1$ 稳定平衡点 x_1; 参数 v, w 变化的过程对应图 6.11(b) 中的向量 l_7, 由此可得如下定理。

定理 6.8 对模型 (6.16), 参数 t, u, v, w 所对应的点由区域 I 进入区域 IV 回到区域 I 后, 再从区域 IV 返回到区域 I 时, 区域 I 有一个稳定平衡点 x_1, 此时参数落在如下集合中

$$I_{23} = \{(t, u, v, w) | t < 0, u = 0, v_2 < v < v_1, -w_2^* < w < w_2^*\}$$

情况 7 $v \geqslant v_1$。

对任意 $v^* \in [v_1, +\infty)$, 在图 6.12(b) 中添加直线 Γ_2, 当 w 由负无穷变到正无穷时 (即直线 Γ_2 从下往上平移), 曲线 Γ_1 与直线 Γ_2 的位置关系如图 6.22(a)($v = v_2$) 和图 6.22(b)($v > v_2$) 所示, 与情况 2 类似, 交点始终是一个点 x_1, 且是稳定的; 参数 v, w 变化的过程对应图 6.11(b) 中的向量 $\bar{l}_8$ 和 $\bar{l}_9$, 由此可得如下定理。

定理 6.9 对模型 (6.16), 参数 (t, u, v, w) 所对应的点始终处于区域 I, 系统只有一个稳定平衡点 x_1, 且参数落在如下集合中

$$I_{24} = \{(t, u, v, w) | t < 0, u = 0, v \geqslant v_1, -\infty < w < +\infty\}$$

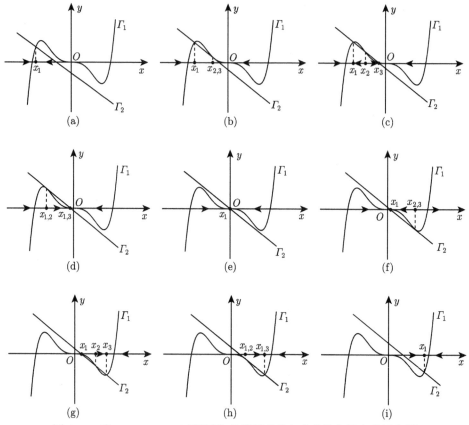

图 6.21   当 $v_1 < v < v_2$ 时蝴蝶突变模型直线与曲线的位置变化过程图

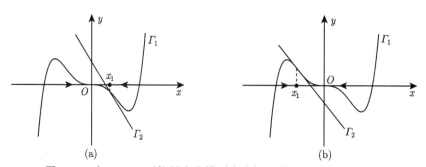

图 6.22   当 $v \geqslant v_2$ 时蝴蝶突变模型直线与曲线的位置变化过程图

6.5   蝴蝶突变现象发生的条件

6.4 节从微分方程定性分析的角度分析了蝴蝶突变模型平衡点的个数和稳定性情况, 本节通过分析平衡曲面的截面图 (实线代表稳定平衡点, 虚线代表不稳定平

衡点) 角度在分析蝴蝶突变现象发生的条件, 值得注意的是, 当参数从反方向连续
变化时, 由于滞后性的特点, 平衡点不会按原路返回。

6.5.1 蝴蝶突变模型当 $u = 0$, $t \geqslant 0$ 时的平衡曲面截面分析

此时蝴蝶突变模型被还原为一个简单尖角突变, 固定参数 v, 即 v 分别取正值、
零和负值时, 相应的平衡曲面截面如图 6.23 所示。

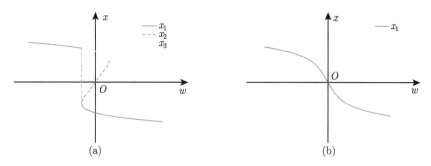

图 6.23　当 $u = 0, t \geqslant 0$ 时蝴蝶突变模型平衡曲面的截面图 (彩图请扫封底二维码)

(a) $v < 0$;　(b) $v \geqslant 0$

情况 1　$v < 0$。

从图 6.23(a) 可以看出 w 由负到正连续变化会导致平衡点 x_1 出现跳跃, 即在
图中竖直线的位置发生突变, 此时参数 v, w 是由区域 II 穿到区域 I 的。

情况 2　$v \geqslant 0$。

从图 6.23(b) 可以看出: 此时无突变发生。

综上分析可得如下定理。

定理 6.10　对模型 (6.16), 如果 $t \geqslant 0$, 则下面结论成立:

(i) 如果参数 (u, t, v, w) 对应的点所落在区域 I_1, $I_1 = I_{11} \cup I_{12} \cup I_{13}$, 则系
统只有一个稳定平衡点 $x_1 < 0$, 其中 I_{11}, I_{12}, I_{13} 的表示同定理 6.1;

(ii) 如果参数 (u, t, v, w) 对应的点落在区域 II_1, 则系统有三个平衡点 x_1, x_2
和 $x_3(x_3 > x_2 > x_1)$, 其中 x_1 和 x_3 稳定, x_2 不稳定;

(iii) 如果参数 (u, t, v, w) 落在分歧点集 $B' = B_1 \cup B_2$ 上, 其中

$$B_1 = \{(t, u, v, w)|t \geqslant 0, u = 0, v \leqslant 0, w = w_1^*\}$$
$$B_2 = \{(t, u, v, w)|t \geqslant 0, u = 0, v \leqslant 0, w = -w_1^*\}$$

则该模型有两个平衡点, 其中一个稳定, 一个不稳定, 特别地, 当 $v = 0$ 时, 两个平
衡点重合。

6.5.2　蝴蝶突变模型当 $u = 0$, $t < 0$ 时的平衡曲面截面分析

此时蝴蝶突变模型由两个尖角模型组成, 固定参数 v, 可分为 7 种情况 $v \leqslant 0$, $0 < v < v_3$, $v = v_3$, $v_3 < v < v_2$, $v = v_2$, $v_2 < v < v_1$, $v \geqslant v_1$, 相应平衡曲面的截面如图 6.24 所示。

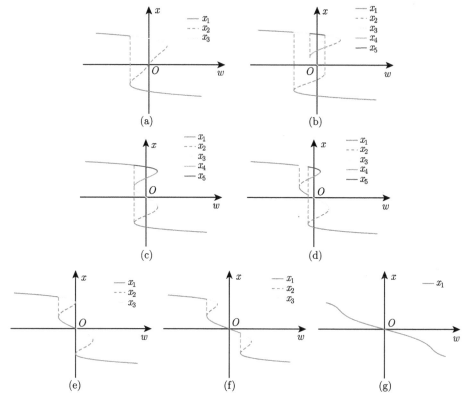

图 6.24　蝴蝶突变模型当 $u = 0, t < 0$ 时平衡曲面的截面图 (彩图请扫封底二维码)

情况 1　$v \leqslant 0$。

从图 6.24(a) 可以看出: w 由正到负的连续变化会导致平衡点 x_1 出现不连续的跳跃, 即在图中竖直线的位置发生突变, 此时参数 v, w 所对应的点由区域 II 进入区域 I。

情况 2　$0 < v < v_3$。

从图 6.24(b) 可以看出: w 由正到负的连续变化会导致平衡点 x_1 和 x_3 出现跳跃, 此时参数 v, w 所对应的点由区域 II 进入区域 I 或由区域 III 进入区域 II。

情况 3　$v = v_3$。

从图 6.24(c) 可以看出: w 由负到正的连续变化会导致平衡点 x_1 出现跳跃, 此时参数 v, w 所对应的点由区域 III 进入区域 I。

情况 4 $v_3 < v < v_2$。

从图 6.24(d) 可以看出: w 由正到负的连续变化会导致平衡点 x_1 出现两次跳跃, 此时参数 v, w 所对应的点由区域 III 进入区域 IV 或由区域 IV 区进入区域 I。

情况 5 $v = v_2$。

从图 6.24(e) 可以看出: w 由正到负的连续变化会导致平衡点 x_1 出现两次跳跃, 此时参数 v, w 所对应的点由区域 IV 进入区域 IV 或由区域 IV 进入区域 I。

情况 6 $v_2 < v < v_1$。

从图 6.24(f) 可以看出: w 由正到负的连续变化会导致平衡点 x_1 出现两次跳跃, 此时参数 v, w 所对应的点由区域 IV 进入区域 I。

情况 7 $v \geqslant v_1$。

从图 6.24(g) 可以看出: 无跳跃发生, 此时参数 v, w 所对应的点始终处于区域 I。

上述分析没有涉及区域 II 和区域 IV 之间的关系, 为了研究它们之间的关系, 可以考虑 x-v 分支图, 固定参数 w, 令 $w = \pm w_3$ (图 6.25)。从图 6.25(a) 可以看出: 当 $w = w_3$ 时, v 从负到正连续变化时, 平衡点 x_1 或平衡点 x_3 会出现跳跃, 即在图中竖线的位置发生突变, 此时参数 v, w 所对应的点由区域 II 穿到区域 IV 或由区域 IV 穿到区域 I; 从图 6.25(b) 可以看出: 当 $w = -w_3$ 时, 与 $w = w_3$ 时类似讨论, 参数 v, w 所对应的点由区域 II 穿到区域 IV 或由区域 IV 穿到区域 I, 系统也发生突变。

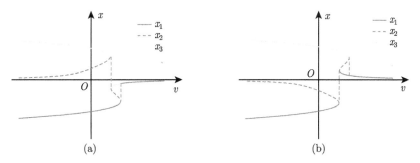

图 6.25　当 $u = 0, t \geqslant 0$ 时蝴蝶突变模型平衡曲面的截面图 (彩图请扫封底二维码)

综上所述得如下定理。

定理 6.11　对模型 (6.16), 如果 $t < 0$, 则有下面结论:

(i) 如果参数 (u, t, v, w) 所对应的点落在区域 I_2, $I_2 = I_{21} \cup I_{22} \cup I_{23} \cup I_{24}$, 则系统只有一个稳定平衡点 x_1。

(ii) 如果参数 (u, t, v, w) 所对应的点落在区域 II_2, $II_2 = II_{21} \cup II_{22} \cup II_{23}$, 则系统有三个平衡点 x_1、x_2 和 $x_3(x_1 < x_2 < x_3)$, 其中 x_1, x_3 稳定, x_2 不稳定。

(iii) 如果参数 (u, t, v, w) 所对应的点落在区域 III, 则系统有 5 个平衡点 x_1、x_2、x_3、x_4 和 $x_5(x_1 < x_2 < x_3 < x_4 < x_5)$, 其中 x_1、x_3、x_5 稳定, x_2、x_4 不稳定。

(iv) 如果参数 (u, t, v, w) 所对应的点落在区域 IV, $\text{IV} = \text{IV}_1 \cup \text{IV}_2$, 则系统有三个平衡点 x_1、x_2 和 $x_3(x_1 < x_2 < x_3)$, 其中 x_1、x_3 稳定, x_2 不稳定。

(v) 如果参数 (u, t, v, w) 落在分歧点集 $B'' = B_3 \cup B_4 \cup B_5$ 上, 有如下结论:

a. 如果参数 (u, t, v, w) 落在集合 $B_3 = B_{31} \cup B_{32} \cup B_{33} \cup B_{34}$, 其中

$$B_{31} = \{(t, u, v, w) | t \geqslant 0, u = 0, v \leqslant v_1, v \neq v_3, w = w_1^*\}$$
$$B_{32} = \{(t, u, v, w) | t \geqslant 0, u = 0, v \leqslant v_1, v \neq v_3, w = -w_1^*\}$$
$$B_{33} = \{(t, u, v, w) | t \geqslant 0, u = 0, v_2 < v \leqslant v_1, w = w_2^*\}$$
$$B_{34} = \{(t, u, v, w) | t \geqslant 0, u = 0, v_2 < v \leqslant v_1, w = -w_2^*\}$$

则该模型有两个平衡点, 其中一个稳定, 另一个不稳定, 特别地, 当 $v = v_1$ 时, 两个平衡点重合;

b. 如果参数 (u, t, v, w) 落在集合 $B_4 = B_{41} \cup B_{42}$, 其中

$$B_{41} = \{(t, u, v, w) | t \geqslant 0, u = 0, 0 < v < v_2, v \neq v_3, w = w_2^*\}$$
$$B_{42} = \{(t, u, v, w) | t \geqslant 0, u = 0, 0 < v < v_2, v \neq v_3, w = -w_2^*\}$$

则该模型有 4 个平衡点, 其中两个稳定, 另两个不稳定;

c. 如果参数 (u, t, v, w) 落在集合 $B_5 = B_{51} \cup B_{52} \cup B_{53} \cup B_{54}$, 其中

$$B_{51} = \{(t, u, v, w) | t \geqslant 0, u = 0, v = v_3, w = w_1^* = w_2^*\}$$
$$B_{42} = \{(t, u, v, w) | t \geqslant 0, u = 0, v = 0, w = 0\}$$
$$B_{53} = \{(t, u, v, w) | t \geqslant 0, u = 0, v = v_2, w = 0\}$$
$$B_{54} = \{(t, u, v, w) | t \geqslant 0, u = 0, v = v_3, w = -w_1^* = -w_2^*\}$$

则该模型有三个平衡点, 其中一个稳定, 另两个不稳定。

注 6.2   定理 6.9 中的区域表示如前, 如 I_{21} 等, 同时分歧点集上的点表示为

$$\text{I} = \text{I}_1 \cup \text{I}_2, \quad \text{II} = \text{II}_1 \cup \text{II}_2, \quad \text{IV} = \text{IV}_1 \cup \text{IV}_2$$

系统是否发生突变取决于参数 (t, u, v, w) 所对应的点穿过分歧点集时, 平衡点的个数和稳定性是否发生变化。如果参数所对应的点由 II、IV 区到 I、IV 区, III 区到 I、II、IV 区、IV 区到 II 区, 会导致平衡点发生跳跃, 即会发生突变的情况有:

(1) 如果参数所对应的点由 III 区到 I 区, 系统会发生突变且系统平衡点保持在 x_1、x_3 或 x_5;

(2) 如果参数所对应的点由 III 区到 II 区, 系统会发生突变且系统平衡点保持在 x_3;

(3) 如果参数所对应的点由 III 区到 IV 区, 系统会发生突变且系统平衡点保持在 x_1 或 x_5;

(4) 如果参数所对应的点由 II、IV 区到 I 区, IV 区到 II、IV 区, 系统会发生突变且系统平衡点保持在 x_1 或 x_3。

由于蝴蝶突变平衡曲面的方程是高维的, 故不能直接在三维空间绘出, 但可以通过固定 $u = 0$, 得到 $t \geqslant 0$ (图 6.26(a)) 和 $t < 0$ (图 6.26(b)) 时的三维平衡曲面, 从图 6.26 也可以看出参数与平衡点个数的关系。

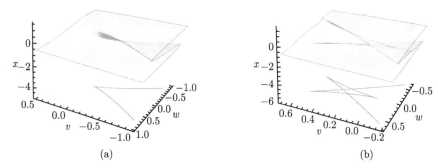

图 6.26 当 $u = 0$ 时蝴蝶突变模型的三维平衡曲面 (彩图请扫封底二维码)

(a) $t \geqslant 0$; (b) $t < 0$

6.6 蝴蝶突变模型在麦田蚜虫生态治理中的应用

Wu 等对于模型 (6.1) 进行修改, 建立了麦蚜种群蝴蝶突变模型[4]:

$$\frac{\mathrm{d}N}{\mathrm{d}t} = r(e)N\left(1 - \frac{N^3}{K^3}\right) - \frac{Pk(N - N_m)}{(N - N_m) + d} - MN^2 \tag{6.18}$$

其中 $r(e)$ 是与温度有关的内禀增长率。

模型 (6.18) 可以通过拓扑变换化为蝴蝶突变模型, 利用 1987 年的麦田调查数据对模型进行拟合得表 6.1, 根据定理对 t, v, w 的值进行分析, 进而确定参数所处的区域 (表 6.2)。

从表 6.2 中可以看出: 在 $31 \sim 36$ 天的时候, 参数 (t, u, v, w) 所对应的点所处区域发生变化, 可能是由区域 III 到区域 II 经过分歧点集时发生突变, 导致蚜虫数量暴增; 同理在 $46 \sim 51$ 天的时候, 参数对应的点由 III 区到 IV 区经过分歧点集时发生突变; 在 $61 \sim 66$ 天的时候, 参数对应的点由 IV 区到 III 区经过分歧点集时未发生突变, 这是由突变的滞后性造成的。

在种群动态系统的研究中, 可根据实际调查研究获得实验数据 (如气象环境因素、天敌、农药和植被状况等), 由所获得的数据确定出模型中 4 个综合控制变量

t, u, v, w 的值, 判定控制点所处区域, 通过分析控制点的位置变化研究系统在分歧点集中的变化趋势。通过对系统的变化趋势的分析, 采取相应措施, 目的是减小害虫种群突变造成重大经济损失的可能性。

表 6.1　麦田蚜虫种群动态与蝴蝶突变模型综合控制变量动态

阶段数	调查时间/d	百株蚜量/头	t	v	w
1	1	7	−34.01	3.456	−2702.9
2	6	4	−34.32	3.224	−2769.2
3	11	13	−30.11	3.569	−1988.9
4	16	3	−29.93	2.876	−1963.8
5	21	10	−31.21	3.078	−2180.9
6	26	39	−35.642	2.312	−3052.4
7	31	353	−42.124	−1.543	−4674.3
8	36	1026	−9.456	3.45	97.931
9	41	3962	−10.52	5.86	121.388
10	46	3424	−12.43	6.78	190.3938
11	51	28	−1.792	1.081	−0.048
12	56	400	−1.851	1.113	−0.4909
13	61	248	−1.863	1.312	−0.2488
14	66	4572	−4.075	0.2432	−0.0324
15	71	7736	−5.953	0.2658	−0.0306

表 6.2　蝴蝶突变模型三个综合控制变量 t, v, w 所处区域

序号	v_3	v_2	v_1	w_1^*	w_2^*	v 和 w 的范围	区域
1	308.448	385.56	694.008	2704.92	0.599905	$0 < v < v_3, -w_1^* < w < -w_2^*$	II$_{23}$
2	314.097	392.621	706.717	2769.16	0.53806	$0 < v < v_3, w \approx -w_1^*$	B_{32}
3	241.763	302.204	543.967	1988.9	0.669178	$0 < v < v_3, w \approx -w_1^*$	B_{32}
4	238.881	298.602	537.483	1963.81	0.485476	$0 < v < v_3, w \approx -w_1^*$	B_{32}
5	259.75	324.688	584.438	2180.9	0.52637	$0 < v < v_3, w \approx -w_1^*$	B_{32}
6	338.761	423.451	762.211	3052.38	0.320599	$0 < v < v_3, w \approx -w_1^*$	B_{32}
7	473.182	591.477	1064.66	4674.26	0.320599	$v < 0, w \approx -w_1^*$	B_{32}
8	23.8442	29.8053	53.6496	97.931	1.13991	$0 < v < v_3, w \approx w_1^*$	B_{31}
9	29.5121	36.8901	66.4022	121.3881	2.39689	$0 < v < v_3, w \approx w_1^*$	B_{31}
10	41.2013	51.5016	92.7029	190.394	2.74097	$0 < v < v_3, w \approx w_1^*$	B_{31}
11	0.856337	1.07042	1.92676	0.48091	0.016342	$v_2 < v < v_1, w \approx -w_1^*$	B_{32}
12	0.913654	1.14207	2.05572	0.493263	0.045736	$v_3 < v < v_2, -w_1^* < w < -w_2^*$	IV$_2$
13	0.925538	1.15692	2.08246	0.635777	0.242291	$v_2 < v < v_1, -w_1^* < w < -w_2^*$	IV$_2$
14	4.42817	5.53521	9.96338	12.9484	0.0324	$0 < v < v_3, w \approx -w_2^*$	B_{42}
15	9.45019	11.8127	21.2629	34.1788	0.030601	$0 < v < v_3, w \approx -w_2^*$	B_{42}

6.6.1 害虫种群系统处在区域 I

害虫种群系统处在区域 I, 且控制变量的变化向 II, V, VI三个区域发展或保持在原来区域, 此时系统就不会产生突变; 因此若此时种群数量较低, 就向 II, V, VI三个区域发展或保持在原来区域, 此时就不会导致害虫种群数量发生大暴发; 若此时害虫种群数量已经暴发, 就要使控制变量的发生变化, 引导系统先向 II 区发展之后, 再向 III 区引导进而发生突变, 使害虫种群数量降低。

6.6.2 害虫种群系统处在区域 II

情况 1 害虫种群系统所在平衡点在 1 (图 6.7), 则当控制变量的变化向 I, V, VI 三个区域发展或保持在原来区域, 这样系统就不会产生突变; 当种群数量较低时可引导系统向 I, V, VI 三个区域发展或稳定在原来的区域, 若此时害虫种群数量已大暴发, 就要采取相应措施使系统向区域 III 转化, 通过突变降低害虫种群数量。

情况 2 害虫种群系统所在平衡点在 2 (图 6.7), 则当控制变量的变化向 III, V, VI 三个区域发展或保持在原来区域, 这样系统就不会产生突变; 当种群数量较低时可引导系统向区域 III, V, VI 发展或保持在区域 II 不动, 而当种群数量已大暴发时, 引导系统向区域 I 转化, 通过发生突变减少害虫种群数量。

6.6.3 害虫种群系统处在区域 V

情况 1 害虫种群系统所在平衡点在 1 (图 6.7), 则当控制变量的变化向 I, II, VI 三个区域发展或保持在原来区域, 这样系统就不会产生突变; 种群数量较低时, 就要引导系统向 I, II, VI 三个区域发展或稳定在原来的区域, 若此时害虫种群数量已大暴发时, 可采取相应措施使系统先向区域 II 转化再转化到区域 III, 就会发生突变降低害虫种群数量。

情况 2 害虫种群系统所在平衡点在 3 (图 6.7), 则当控制变量的变化向区域 VI 发展或保持在原来区域, 这样系统就不会产生突变; 当种群数量较低时可引导系统向区域 VI 发展或保持在原来区域不动, 而当种群数量已大暴发时, 可采取措施使系统向区域 I 或区域 II 转化, 发生突变降低害虫种群数量。

6.6.4 害虫种群系统处在区域 VI

情况 1 害虫种群系统所在平衡点在 1 (图 6.7), 则向区域 III, IV 发展时系统会产生突变; 当种群数量已大暴发时, 可采取措施使系统向 III, IV 转化, 此时发生突变降低害虫种群数量; 而若种群数量较低, 就保持在原区或转化到 I, II, V, VII 4 个区域。

情况 2   害虫种群系统所在平衡点在 2 (图 6.7), 当种群数量已大暴发时, 可采取措施使系统向 I, IV, V, VII 转化, 此时发生突变降低害虫种群数量; 而若种群数量较低, 就保持在原区或转化到区域 II, III。

情况 3   害虫种群系统所在平衡点在 3 (图 6.7), 当种群数量已大暴发时, 使系统向区域 I, II 转化, 此时发生突变降低害虫种群数量; 而若种群数量较低, 就保持在原区或转化到区域 III, IV, V, VI, VII。

参 考 文 献

[1] 魏雪莲, 赵惠燕, 刘光祖, 等. 害虫种群动态模型的燕尾突变分析. 生态学报, 2009, 29(10): 5478-5484.

[2] 李祯, 赵惠燕, 刘光祖, 等. 害虫种群动态的蝴蝶突变模型与分析. 西北农林科技大学学报 (自然科学版), 2012, 40(9): 103-108.

[3] 凌复华. 突变理论及其应用. 上海: 上海交通大学出版社, 1987.

[4] Wu W Q, Piyaratne M K D K, Zhao H Y, et al. Butterfly catastrophe model for wheat aphid population dynamics: Construction, analysis and application. Ecological Modelling, 2014, 288: 55-61.

第 7 章　双曲型脐点突变模型及在有害生物生态管理中的应用

7.1　双曲型脐点突变模型的分歧点集

双曲型脐点突变模型与椭圆型突变模型类似, 都包含三个控制变量和两个状态变量, 但是它们的势函数不同, 双曲型脐点突变模型的势函数为[1]

$$V(x,y) = x^3 + y^3 + wxy - ux - vy \tag{7.1}$$

平衡曲面方程为

$$\begin{cases} V_x(x,y) = 3x^2 + wy - u = 0 \\ V_y(x,y) = 3y^2 + wx - v = 0 \end{cases} \tag{7.2}$$

奇点集为

$$\Delta = V_{xx}(x,y)V_{yy}(x,y) - V_{xy}^2(x,y) = 36xy - w^2 = 0 \tag{7.3}$$

从 (7.2), (7.3) 消去 x 和 y, 可得到双曲型脐点突变模型的分歧点集方程

$$w^2(-256v^3 - w^6) - (-768u^2v^2 + 256u^3w^2 - 96uvw^4) = 0 \tag{7.4}$$

从图 7.1 可以看出: 整个三维空间被分歧点集划分为 I, II, III, IV 4 部分区域。

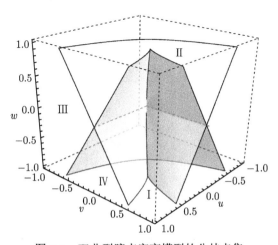

图 7.1　双曲型脐点突变模型的分歧点集

7.2　双曲型脐点突变模型的平衡点个数及其稳定性分析

研究双曲型脐点突变模型最简单的方法是考虑 w 等于常数的截面 B_w。由 (7.3) 得 $y = w^2/36x$ 并代入 (7.2) 得 u 和 v 的参数方程

$$\begin{cases} u = 3x^2 + \dfrac{w^3}{36x} \\ v = \dfrac{3w^4}{36^2 x^2} + wx \end{cases} \tag{7.5}$$

把方程 (7.5) 对 x 求导得

$$\begin{cases} \dfrac{\mathrm{d}u}{\mathrm{d}x} = 6x - \dfrac{w^3}{36x^2} \\ \dfrac{\mathrm{d}v}{\mathrm{d}x} = -\dfrac{6w^4}{36^2 x^3} + w \end{cases} \tag{7.6}$$

当 $x = w/6$ 时, 两个导数均为零, 故 B_w 只有一个尖角 $(w^2/4, w^2/4)$。由于分歧点集是关于 $w = 0$ 平面对称的, 可分为 $w = 0$ 和 $w \neq 0$ 两种情况对平衡点的个数及相应的稳定性进行分析。

7.2.1　$w = 0$

根据式 (7.2) 知: 当 $w = 0$ 时, x 和 y 至少有一个等于零。若 $x = 0$, 则 v 一定非负; 若 $y = 0$, 则 u 一定非负, 故此时分歧点集由 u 轴正向和 v 轴正向组成, 它将二维平面分成两部分, 分别记为区域 I 和区域 III (图 7.2(a))。

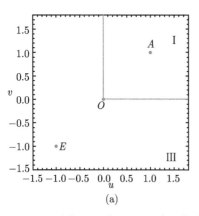
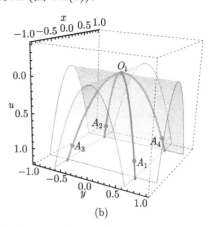

(a)　　　　　　　　　　　　　　(b)

图 7.2　当 $w = 0$ 时双曲型脐点突变模型图 (彩图请扫封底二维码)

(a) 分歧点集截线图; (b) 平衡曲面图

当 $w = 0$ 时, 通过选取落在直线 $u = v$ 上的各点来确定各个区域及分歧点集上平衡点的个数及相应的稳定性。在截面图区域 I 中取点 A, 此点对应的平衡点有 4 个, 记为 A_1, A_2, A_3, A_4, 即在区域 I 中系统有 4 个平衡点; 在截面图区域 III 中取点 E, 此处无平衡点, 即 III 区无平衡点; 取分歧点集上的点 O, 其对应的平衡点只有一个, 记为 O_1(图 7.2(b))。随后通过两种方法研究这些平衡点的稳定性。

方法一　势函数法

当控制变量位于点 A, 即位于区域 I 时, 双曲型脐点突变模型的势函数有两个极值点 (极大值点 A_3 和极小值点 A_4) 和两个鞍点 (A_1 和 A_2); 当控制变量位于点 E, 即位于区域 III 时, 模型的势函数无极值点; 当控制变量位于点 O, 即位于分歧点集上, 模型的势函数只有一个鞍点 O_1 (图 7.3)。

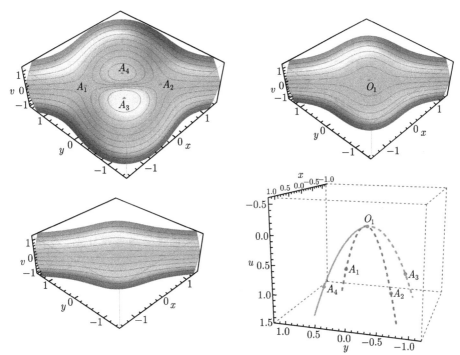

图 7.3　当 $w = 0$ 时系统势函数和平衡曲线图, 实线和虚线分别表示稳定和不稳定平衡点
(彩图请扫封底二维码)

方法二　相平面图法

根据文献 [2] 和 [3] 得双曲型脐点突变模型的动力学系统模型为

$$\begin{cases} \dfrac{\mathrm{d}x}{\mathrm{d}t} = -V_x(x,y) = -(3x^2 + wy - u) \\ \dfrac{\mathrm{d}y}{\mathrm{d}t} = -V_y(x,y) = -(3y^2 + wx - v) \end{cases} \tag{7.7}$$

通过绘制微分方程 (7.7) 的相平面图得出平衡点的稳定性情况, 当控制变量位于区域 I 时, 对应相平面图 7.4(a), 即系统有 4 个平衡点, 其中 A_1, A_2 是鞍点, A_3 是不稳定结点, A_4 是稳定结点; 当控制变量位于点 O, 即位于分歧点集上, 对应相平面图 7.4(b), 此时系统只有一个鞍点 O_1; 当控制变量位于 III 区时, 模型无平衡点。

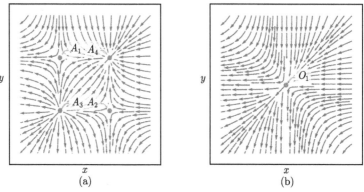

图 7.4　$w = 0$ 时平衡点相平面图 (彩图请扫封底二维码)

7.2.2　$w \neq 0$

此时不妨设 $w = \pm 1$, 分别用 $w = 1$ 和 $w = -1$ 来研究 $w > 0$ 及 $w < 0$ 时模型平衡点数量的变化及相应的稳定性。

1. $w = 1$

当 $w = 1$ 可得分歧点集截线图 7.5(a), 其中平面被分歧点集分成三个区域, 分别记为区域 I、区域 II 和区域 III。

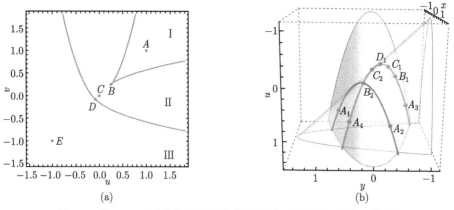

图 7.5　当 $w = 1$ 时双曲型脐点突变模型图 (彩图请扫封底二维码)
(a) 分歧点集截线图；(b) 平衡曲面图

现通过选取落在直线 $u=v$ 上的各点来确定各个区域及分歧点集上平衡点的个数及相应的稳定性。在截面图区域 I 中取点 A, 此点对应的平衡点有 4 个, 记为 A_1, A_2, A_3, A_4, 即在区域 I 中系统有 4 个平衡点; 在截面图区域 II 中取点 C, 其对应的平衡点也有两个, 记为 C_1 和 C_2; 在截面图区域 III 中取平衡点 E 点, 其无平衡点与之对应; 取分歧点集上的点 B, 其对应的平衡点只有一个, 记为 B_1; 再取分歧点集上的点 D 点, 其对应的平衡点只有一个, 记为 D_1(图 7.5(b)), 随后通过两种方法研究这些平衡点的稳定性及其类型。

方法一 势函数法

当控制变量位于点 A, 即位于区域 I 时, 双曲型脐点突变模型的势函数有两个极值点 (极大值点 A_3 和极小值点 A_4) 和两个鞍点 (A_1 和 A_2); 当控制变量位于点 E, 即位于区域 III 时, 模型的势函数无极值点; 当控制变量位于点 B, 即位于分歧点集上, 模型的势函数只有一个鞍点 B_1; 当控制变量位于点 D, 即位于分歧点集上, 模型的势函数只有一个鞍点 D_1; 在区域 II 中取点 C, 其对应的平衡点也有两个, 记为 C_1 和 C_2 (图 7.6)。

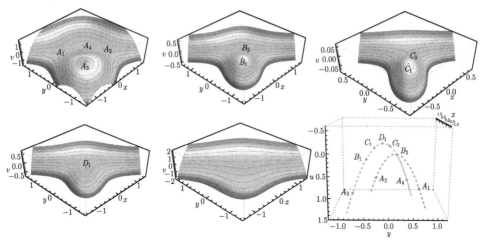

图 7.6 $w=1$ 时系统势函数和平衡曲面图 (彩图请扫封底二维码)

实线和虚线分别表示稳定和不稳定平衡点

方法二 相平面图法

同样对动力系统模型 (7.7), 绘制 $w=1$ 的相平面图。当控制变量位于区域 I 时, 相应的相平面图为图 7.7(a), 模型有 4 个平衡点, 其中 A_1, A_2 是鞍点, A_3 是不稳定结点, A_4 是稳定结点; 当控制变量位于点 B, 相应的相平面图为图 7.7(b), 对应的平衡点 B_1 为不稳定结点, 平衡点 B_2 鞍点; 当控制变量位于点 C, 相应的相平面图为图 7.7(c), 对应的平衡点 C_1 为不稳定结点, 平衡点 C_2 鞍点; 当控制变量位于点 D, 相应的相平面图为图 7.7(d), 对应的平衡点 D_1 为鞍点。

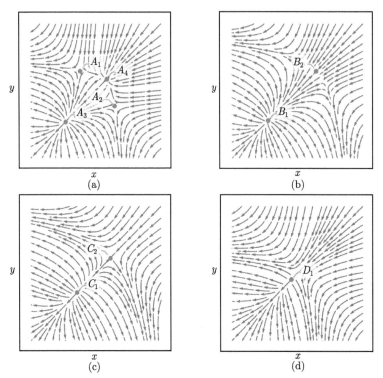

图 7.7　$w = 1$ 时平衡点相平面图 (彩图请扫封底二维码)

2. $w = -1$

当 $w = -1$ 可得分歧点集截线图 7.8(a), 其中平面被分歧点集分成三个区域, 分别记为区域 I、区域 III 和区域 IV。

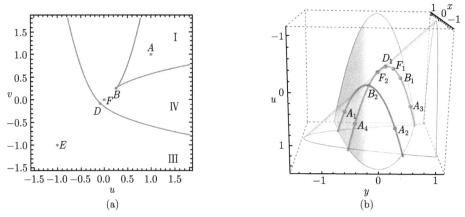

图 7.8　当 $w = -1$ 时双曲型脐点突变模型图 (彩图请扫封底二维码)
(a) 分歧点集截线图; (b) 平衡曲面图

利用与本部分 (1) 同样的讨论方法得: 在截面图区域 I 中取点 A, 此点对应的平衡点有 4 个, 记为 A_1, A_2, A_3, A_4, 即在区域 I 中系统有 4 个平衡点; 在截面图区域 IV 中取点 F, 其对应的平衡点也有两个, 记为 F_1 和 F_2; 在截面图区域 III 中取平衡点 E 点, 其无平衡点与之对应; 取分歧点集上的点 B, 其对应的平衡点只有一个, 记为 B_1; 再取分歧点集上的点 D 点, 其对应的平衡点只有一个, 记为 D_1(图 7.8(b)), 随后通过两种方法研究这些平衡点的稳定性及其类型。

方法一　势函数法

当控制变量位于点 A, 即位于区域 I 时, 双曲型脐点突变模型的势函数有两个极值点 (极大值点 A_3 和极小值点 A_4) 和两个鞍点 (A_1 和 A_2); 当控制变量位于点 E, 即位于区域 III 时, 模型的势函数无极值点; 当控制变量位于点 B, 即位于分歧点集上, 模型的势函数只有一个鞍点 B_1; 当控制变量位于点 D, 即位于分歧点集上, 模型的势函数只有一个鞍点 D_1; 在区域 IV 中取点 F, 其对应的平衡点也有两个, 记为 F_1 和 F_2 (图 7.9)。

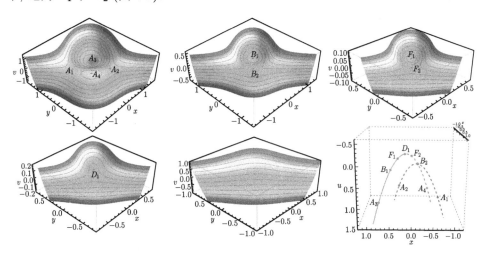

图 7.9　$w = -1$ 时系统势函数和平衡曲面图 (彩图请扫封底二维码)

实线和虚线分别表示稳定和不稳定平衡点

方法二　相平面图法

同样对动力系统模型 (7.7), 绘制 $w = -1$ 的相平面图。当控制变量位于区域 I 时, 相应的相平面图为图 7.10(a), 模型有 4 个平衡点, 其中 A_1, A_2 是鞍点, A_3 是不稳定结点, A_4 是稳定结点; 当控制变量位于点 B, 相应的相平面图为图 7.10(b), 对应的平衡点 B_1 为稳定结点, 平衡点 B_2 鞍点; 当控制变量位于点 F, 相应的相平面图为图 7.10(c), 对应的平衡点 F_1 为稳定结点, 平衡点 F_2 鞍点; 当控制变量位于点 D, 相应的相平面图为图 7.10(d), 对应的平衡点 D_1 为鞍点。

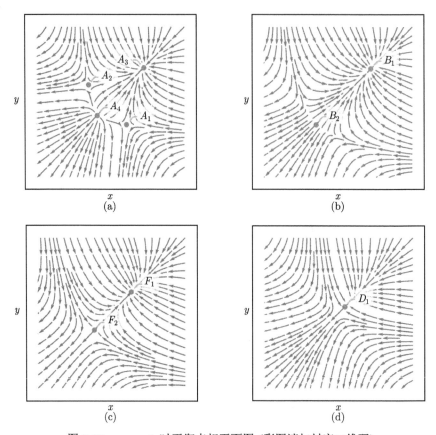

图 7.10　$w = -1$ 时平衡点相平面图 (彩图请扫封底二维码)

7.3　双曲型脐点突变模型突变情况分析

　　由于双曲型脐点突变的平衡曲面是五维超曲面, 不能在三维空间做出其图形, 这样对平衡曲面的研究只能通过固定两个控制变量 w 和 v 做出三维平衡曲面图 (图 7.3、图 7.6、图 7.9), 橙色直线表示稳定平衡点 (极小值点), 橙色虚线表示不稳定平衡点 (极大值点), 蓝色虚线表示鞍点。通过平衡点个数和稳定性可以看出, 双曲型脐点突变模型类似于折叠突变, 系统是否发生突变, 取决于随着控制变量的变化平衡点性质是否发生了变化, 即平衡点的稳定性是否发生变化。当控制变量由区域 I 穿过分歧点集进入区域 II 时, 稳定点消失, 突变发生。当控制变量由区域 IV 穿过分歧点集进入区域 III, 稳定点消失, 突变也发生。同理可得, 当控制变量由区域 I 进入区域 III 或由区域 IV 进入区域 II 时, 稳定点消失, 突变发生。值得一提的是双曲型脐点突变与折叠突变类似, 都描述了具有不可逆破坏过程的系统。

7.4 双曲型脐点突变模型的应用

虽然上述突变行为是通过对方程的定性研究得出的, 但在农田生态系统的分析应用中, 可根据实际调查获得的害虫和天敌数量作为状态变量、植物营养状况、气候因素, 以及农药因子作为控制变量, 利用双曲型脐点突变模型据控制变量随时间的变化情况, 推断出害虫系统发生灾害突变的趋势并通过采取相应措施, 改变控制变量使其由潜在突变区域向安全区域发展, 从而减小发生突变造成重大损失的可能, 例如若害虫和天敌种群构成的系统处在区域 IV (图 7.1), 为了使系统的演变不会产生突变而导致害虫种群数量大暴发, 可调节控制变量向区域 I 发展或保持在原来区域; 又如害虫和天敌种群构成的系统处在区域 I, 要通过调节控制变量避免进入区域 II 或区域 III。

参 考 文 献

[1] 何平, 赵子都. 突变理论及其应用. 大连: 大连理工大学出版社, 1989.
[2] 丁同仁, 李承治. 常微分方程教程. 2 版. 北京: 高等教育出版社, 2004.
[3] 凌复华. 突变理论及其应用. 上海: 上海交通大学出版社, 1987.

第8章 抛物型脐点突变模型及在有害生物生态管理中的应用

　　害虫的突然暴发与否受农业生态系统中多种因素影响。恰似海洋中的波浪一样, 受风向、风力、海洋地质因素、海洋生物等海洋生态系统动力学影响, 有时候可以看到突然浪花奔腾掀起巨浪, 抛出部分水花, 这些水花类似于图 8.1。如何描述农业害虫这种突变现象, 抛物型脐点突变模型可给予解释和预测。

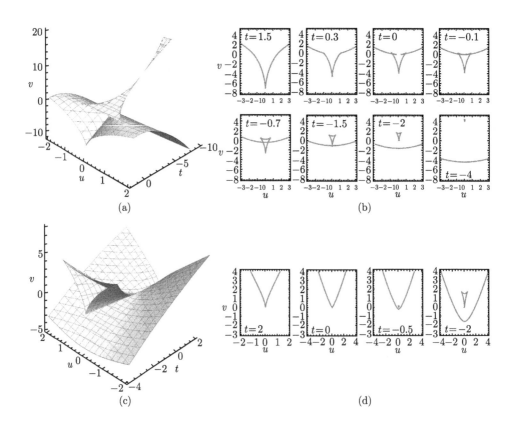

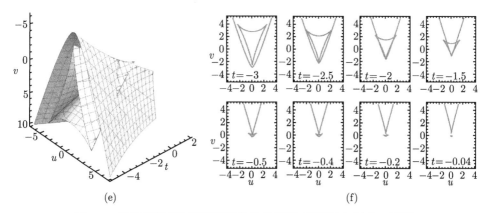

图 8.1　抛物型脐点突变模型的分歧点集图 (彩图请扫封底二维码)

(a) $w = 1$, 三维分歧点集 B_w; (b) $w = 1$, 固定 t 后的二维分歧点集图形 B_{wt}; (c) $w = 0$, 三维分歧点集 B_w; (d) $w = 0$, 固定 t 后的二维分歧点集图形 B_{wt}; (e) $w = -0.5$, 三维分歧点集 B_w; (f) $w = -0.5$, 固定 t 后的二维分歧点集图形 B_{wt}

8.1　抛物脐点突变模型

抛物脐点突变模型包含 4 个控制变量和两个状态变量, 其势函数为[1]

$$V(x, y) = y^4 + x^2 y + wx^2 + ty^2 - ux - vy \tag{8.1}$$

平衡曲面方程为

$$\begin{cases} V_x(x, y) = 2xy + 2wx - u = 0 \\ V_y(x, y) = 4y^3 + x^2 + 2ty - v = 0 \end{cases} \tag{8.2}$$

奇点集为

$$\Delta = V_{xx}(x, y)V_{yy}(x, y) - V_{xy}^2(x, y) = 4\left[(y + w)(6y^2 + t) - x^2\right] = 0 \tag{8.3}$$

消去式 (8.2) 和 (8.4) 的 x 和 y, 得抛物型脐点突变模型的分歧点集

$$\begin{aligned}
&u^2(864t^5 + 3125u^4 + 7500tu^2v + 3300t^2v^2 - 12000t^2u^2w - 1920t^3vw \\
&- 10800v^3w + 4992t^4w^2 - 27000u^2vw^2 + 15120tv^2w^2 - 2400tu^2w^3 \\
&+ 6528t^2vw^3 + 23424t^3w^4 + 65232v^2w^4 - 1728u^2w^5 + 13824tvw^5 \\
&+ 6144t^2w^6 + 13824vw^7) - 16(8t^3 + 27v^2)(v + 2tw + 4w^3)^3 = 0 \tag{8.4}
\end{aligned}$$

8.2　抛物型脐点突变模型的分歧点集

由于抛物型脐点突变模型分歧点集是四维的, 不能将其图形在三维空间做出, 原则上, 抛物型脐点突变模型并不比蝴蝶突变模型更复杂。可通过固定一个控制变量 w 的值得到三维分歧点集图 B_w, 或固定两个控制变量 w 和 t 的值得到二维分歧点集图 B_{wt} (图 8.1)。也就是说, 通过分析不同 w 和 t 值下的分歧点集图形 B_{wt}, 就可以得到四维分歧点集的总特征。

由式 (8.3) 得 $x = \pm\sqrt{(y+w)(6y^2+t)}$, 代入式 (8.2) 得 u 和 v 的参数方程

$$\begin{cases} u = \pm 2\sqrt{\left[(y+w)^3\left(6y^2+t\right)\right]} \\ v = 10y^3 + 6wy^2 + 3ty + wt \end{cases} \tag{8.5}$$

从式 (8.5) 可以看出: B_{wt} 截线关于 v 轴对称, 故只考虑 $u \geqslant 0$ 的情况。

对式 (8.5) 沿 y 求导

$$\begin{cases} \dfrac{\mathrm{d}u}{\mathrm{d}y} = (3t + 12wy + 30y^2)\sqrt{\dfrac{w+y}{t+6y^2}} \\ \dfrac{\mathrm{d}v}{\mathrm{d}y} = 3t + 12wy + 30y^2 \end{cases} \tag{8.6}$$

进而得

$$\frac{\mathrm{d}v}{\mathrm{d}u} = \sqrt{\frac{t+6y^2}{w+y}} \tag{8.7}$$

对上式沿 y 求导得

$$\frac{\mathrm{d}}{\mathrm{d}y}\left(\frac{\mathrm{d}v}{\mathrm{d}u}\right) = \frac{-t + 12wy + 6y^2}{2\left(w+y\right)^{3/2}\left(t+6y^2\right)^{1/2}} \tag{8.8}$$

由式 (8.5) ~ 式 (8.8), 根据 y 的取值确定不同 w 和 t 值下的 u-v 平面图 B_{wt}, 将分 $t > 0$、$t = 0$ 和 $t < 0$ 三种情况进行讨论。

8.2.1　$t > 0$

由式 (8.5) 可以看出: 只有当 $y \geqslant -w$ 时, u 才是实数, 这里只讨论实数的情况。

(1) 若 $y = -w$, $\mathrm{d}u/\mathrm{d}y = 0$, $\lim\limits_{x \to -w} \mathrm{d}v/\mathrm{d}u = +\infty$, 此时尖角坐标为 $(u_0, v_0) = (0, -2tw - 4w^3)$。

(2) 若 $y = -w/5 \pm \sqrt{w^2/25 - t/10}\,\left(w^2 \geqslant 5t/2\right)$, 则式 (8.6) 的两个导数都为零, 且

当 $w < 0$ 时, 有

$$y = -\frac{w}{5} \pm \sqrt{w^2/25 - t/10} < -\frac{2w}{5} < -w$$

此时 u 不是实数;

当 $w \geqslant \sqrt{5t/2}$ 时, 有

$$-w < -\frac{w}{5} - \sqrt{w^2/25 - t/10} \leqslant -\frac{w}{5} + \sqrt{w^2/25 - t/10} < 0$$

此时 u 是实数, B_{wt} 有一条竖直的切线和两个尖角, 但没有水平切线, 称 $w = \sqrt{5t/2}$ 为燕尾线 (图 8.2)。

进一步令 $y = -w/5 + a(a = \pm\sqrt{w^2/25 - t/10})$ 并代入式 (8.4) 得在尖角处 u 的值,

$$u^2 = 24\left[a^5 + 2wa^4 + \left(w^2 + \frac{t}{6}\right)a^3 - 4w\left(\frac{w^2}{25} - \frac{t}{10}\right)a^2 \right.$$
$$\left. - \frac{16w^2}{5}\left(\frac{w^2}{25} - \frac{t}{10}\right)a + \frac{32w^3}{125}\left(\frac{2w^2}{25} + \frac{t}{3}\right)\right]$$

判别式为[2]

$$\Delta\left(u^2\right) = 18 \cdot 24 \cdot \left(\sqrt{\frac{w^2}{25} - \frac{t}{10}}\right)^4 \left(w + \sqrt{\frac{w^2}{25} - \frac{t}{10}}\right) \tag{8.9}$$

当 $\Delta\left(u^2\right) > 0$, 对所有的 $t > 0$ 和 $w > 0$, 有相同 v 值的尖角在大尖角的边界之外。

8.2.2　$t = 0$

此时当 $w > 0$ 时, 分如下情况讨论。

(1) $y = -w$, 此时有 $\mathrm{d}u/\mathrm{d}y = 0$。

(2) $y = 0$, 此有 $\mathrm{d}v/\mathrm{d}y = 0$。

(3) $y = -2w/5$, 由式 (8.6) 两个导数都为零, 故 B_{wt} 有一条竖直的切线, 一条水平切线以及两个尖角, 两个燕尾的尖端被分开, 称 $t = 0(w > 0)$ 为鸟嘴对鸟嘴线 (图 8.2)。

当 $w = 0$ 时, 由式 (8.6) 容易得到分歧点集表达式为 $432v^5 = 3125u^6$。

当 $w < 0$ 时, 尖角在 $y = -2w/5$ 和 $y = 0$ 处退化为一个孤立点, 在 $y = -w$ 处有一个向下的尖角。

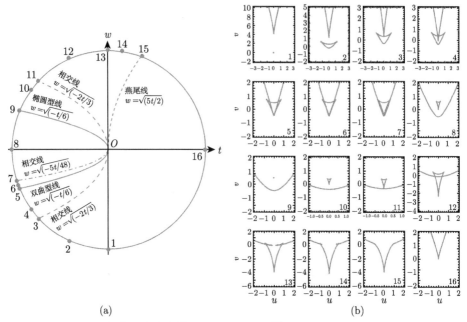

图 8.2 抛物脐点突变模型的分歧点集图[3] (彩图请扫封底二维码)

(a) w 和 t 的划分; (b) 不同划分区域内的二维分歧点集截线图

8.2.3 $t < 0$

从式 (8.5) 可以看出, u 是实数的情况有 4 种。

(1) $y > -w$ 且 $y^2 > -t/6$;

(2) $y < -w$ 且 $y^2 < -t/6$;

(3) $y = -w$:

若 $y = -w$, 则 $u = 0$, $v = -2tw - 4w^3$, $\mathrm{d}u/\mathrm{d}y = 0$, 此时在点 $(u_0, v_0) = (0, -2tw - 4w^3)$ 处有一条竖直的切线;

(4) $y^2 = -t/6$:

此时有 $u = 0$, $v = \pm (4t/3)\sqrt{-t/6}$ 且 $\mathrm{d}v/\mathrm{d}u = 0$, 在点 $(u_1, v_1) = (0, (4t/3)\sqrt{-t/6})$ 和 $(u_1, v_1) = (0, -(4t/3)\sqrt{-t/6})$ 处有水平的切线。如果水平切线和竖直切线点重合, 即 $-2tw - 4w^3 = \pm (4t/3)\sqrt{-t/6}$ 可得 $w^2 = -t/6$ 和相交线 $w^2 = -2t/3$ (图 8.2)。当 $w = \sqrt{-t/6}$(椭圆型线) 时, 曲线变成一个孤立的点 $(0, 8w^2)$, 此点称为椭圆点。

若 $y = -w/5 \pm \sqrt{w^2/25 - t/10}$, 则式 (8.5) 两个导数都等于零, 此时 B_{wt} 有两个尖角。令方程 (8.9) 等于零, 则当 $w < -\sqrt{-t/6}$ 时, 在 $y = -w \pm \sqrt{w^2 + t/6}$ 处出现拐点; 由式 (8.10) 知, 当 $-\sqrt{-t/6} < w < \sqrt{-t/6}$ 时, 两个尖角与另一个分支相交

的点出现在 $w = -\sqrt{-5t/48}$(相交线) 处。

综上所述, 可得不同 w 和 t 值下的二维分歧点集 B_{wt}, 从图 8.2 可以看出: 抛物型脐点突变模型中包含了尖角 16、燕尾 14、椭圆型脐点 10 和双曲型脐点 5, 还有两个新的图形, 唇 2 和鸟嘴 13。

8.3 抛物型脐点突变模型的平衡曲面的稳定性分析

椭圆型脐点突变模型的平衡曲面的维数为六维, 无法像折叠或尖角模型那样在三维空间作出图形, 本节尝试通过固定 w, t 和 u 值, 做出三维平衡曲面以判断其稳定性。通过判断分歧点集所分各个区域内平衡点的稳定性来完成本节的稳定性分析, 其方法有两种, 一种是通过分析势函数, 得到极大值和极小值点; 另一种方法是通过分析平衡点的相平面图确定平衡点的稳定性, 即根据梯度动力学系统。显然 (8.2) 两曲面交线构成了抛物型脐点突变模型的平衡曲线, 分别以点 2, 5, 8, 10, 12, 14 为例研究其所在区域平衡点的稳定性 (图 8.3)。

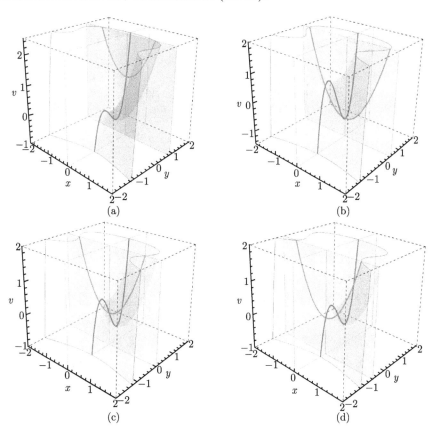

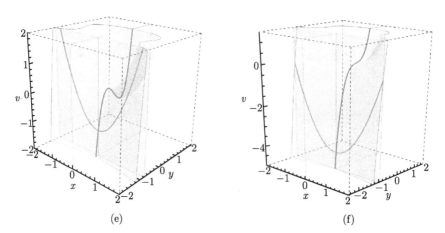

图 8.3 抛物脐点突变模型的平衡曲线图 (彩图请扫封底二维码)

(a) $w = -4/5$, $t = -3/5$, $u = 0$; (b) $w = -\sqrt{2}/3$, $t = -4/3$, $u = 0$; (c) $w = 0$, $t = -1$ $u = 0$;

(d) $w = 3/5$, $t = -4/5$, $u = 0$; (e) $w = 4/5$, $t = -3/5$, $u = 0$; (f) $w = \sqrt{391}/20$, $t = -3/20$, $u = 0$

为方便起见, 给出抛物型脐点突变的动力学模型

$$
\begin{cases}
\dfrac{\mathrm{d}x}{\mathrm{d}t} = -(2xy + 2wx - u) \\[3mm]
\dfrac{\mathrm{d}y}{\mathrm{d}t} = -(4y^3 + x^2 + 2ty - v)
\end{cases}
\tag{8.10}
$$

随后结合两种方法来研究不同情况下平衡曲面的稳定性。

8.3.1 $w = -4/5$, $t = -3/5$

从本部分用势函数法判断平衡曲面的稳定性, 图 8.4(a) 可以看出: 分歧点集截线将平面分为三个区域: 以点 B 所在的区域为区域 B, 此区域为封闭区 (唇区); 同理点 D 所在区域 D, 区域为尖角区; 称点 A 和 C 区域为区域 AC。各区域势函数见图 8.5, 由此可得平衡点的个数和稳定性情况如下: 区域 AC 只有一个不稳定平衡点; 区域 B 有三个平衡点, 其中有两个鞍点, 分别记为点 B_1 和点 B_3, 一个不稳定平衡点, 记为点 B_2; 区域 D 有三个平衡点, 其中两个鞍点, 分别记为点 D_1 和点 D_3, 一个稳定平衡点, 记为点 D_2。

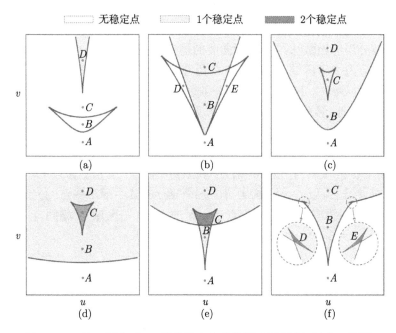

图 8.4 w 和 t 固定时, 二维分歧点集截线图 (彩图请扫封底二维码)

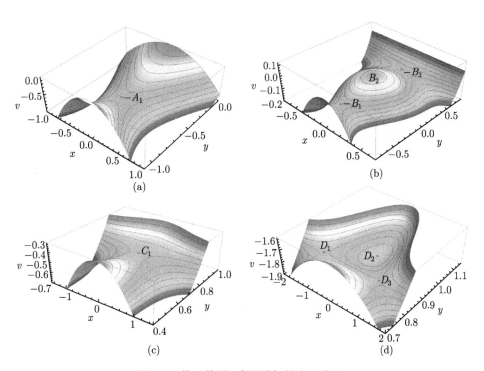

图 8.5 势函数图 (彩图请扫封底二维码)

8.3.2　$w = -\sqrt{2}/3$, $t = -4/3$

从本部分用势函数法判断平衡曲面的稳定性 (图 8.4(b)) 可以看出: 分歧点集截线将平面分为 5 个区域: 同样记点 B 所在区域为区域 B, 其位于中间封闭区; 点 C 所在区域为区域 C, 其位于上侧半开放区; 区域 D 和区域 E 分别位于左侧和右侧封闭区; 区域 A。各区域对应的势函数见图 8.6, 由此得不同区域平衡点的个数和稳定性: 区域 A 只有一个不稳定的平衡点, 记为点 A_1; 区域 B 有 5 个平衡点, 其中三个鞍点, 分别记为 B_1, B_4 和 B_5, 一个不稳定平衡点, 记为点 B_2, 一个稳定平衡点, 记为 B_3; 区域 C 有三个平衡点, 其中两个鞍点, 分别记为点 C_1 和点 C_3 一个稳定平衡点, 记为点 C_2; 区域 D 有三个平衡点, 其中两个鞍点, 分别记为点 D_1 和点 D_3, 一个不稳定平衡点, 记为点 D_2; 区域 E, D 与区域 B 相同。

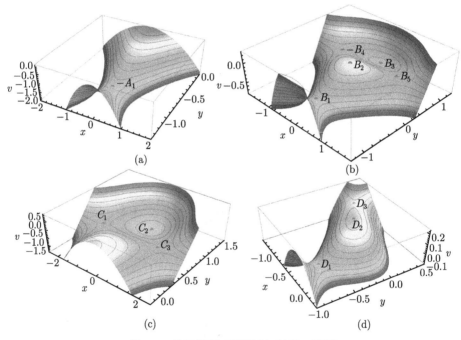

图 8.6　势函数图 (彩图请扫封底二维码)

8.3.3　$w = 0$, $t = -1$

从本部分用势函数法判断平衡曲面的稳定性 (图 8.4(c)) 可以看出: 分歧点集将平面分为三个区域: 区域 C 为中间封闭区、区域 BD 为半开放区、区域 A。各区域对应的势函数见图 8.7, 平衡点个数和相应稳定性如下: 区域 A 有只一个不稳定平衡点, 记为点 A_1; 区域 BD 有三个平衡点, 其中两个鞍点, 分别记为点 B_1、点

B_2 或点 D_1、点 D_3, 一个稳定平衡点, 记为点 B_3 或点 D_2; 区域 C 有 5 个平衡点, 其中三个鞍点, 分别记为点 C_1、点 C_4 和点 C_5, 一个不稳定平衡点, 记为点 C_2, 一个稳定平衡点, 记为点 C_3。

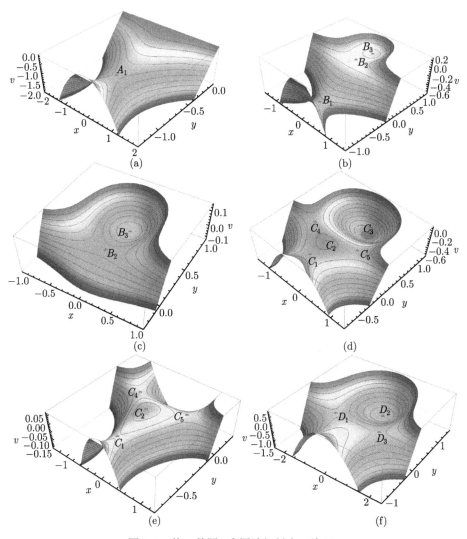

图 8.7 势函数图 (彩图请扫封底二维码)

8.3.4 $w = 3/5$, $t = -4/5$

从本部分用势函数法判断平衡曲面的稳定性, 图 8.4(d) 可以看出: 分歧点集将平面分为三个区域: 区域 C 为中间封闭区、区域 BD 为半开放区、区域 A。各区域对应的势函数见图 8.8, 平衡点个数和相应稳定性如下: 区域 A 中有一个不稳定平衡点, 记为点 A_1; 区域 BD 有三个平衡点, 其中两个鞍点, 分别记为点 B_1, B_3 或 D_1, D_3, 一个稳定平衡点, 记为点 B_3 或点 D_2; 区域 C 有 5 个平衡点, 其中三个鞍点, 分别记为点 C_2、点 C_4 和点 C_5, 两个稳定平衡点, 分别记为点 C_1 和点 C_3。

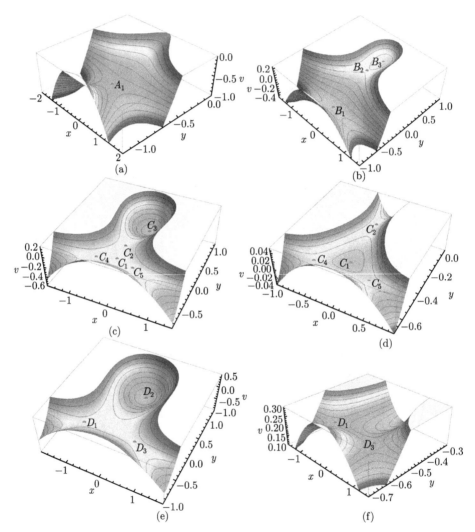

图 8.8　势函数图 (彩图请扫封底二维码)

8.3.5　$w = 4/5$, $t = -3/5$

从本部分用势函数法判断平衡曲面的稳定性 (图 8.4(e)) 可以看出: 分歧点集

将平面分为三个区域: 区域 C 为中间封闭区, 区域 BD 为半开放区, 区域 A。各区域对应的势函数见图 8.9, 平衡点个数和相应稳定性如下: 区域 A 中有一个不稳定平衡点, 记为点 A_1; 区域 BD 有三个平衡点, 其中两个鞍点, 分别记为点 B_1, B_3 或 D_1, D_3, 一个稳定平衡点, 记为点 B_2 或点 D_2; 区域 C 有 5 个平衡点, 其中三个鞍点, 分别记为点 C_2、点 C_4 和点 C_5, 两个稳定平衡点, 分别记为点 C_1 和点 C_3。

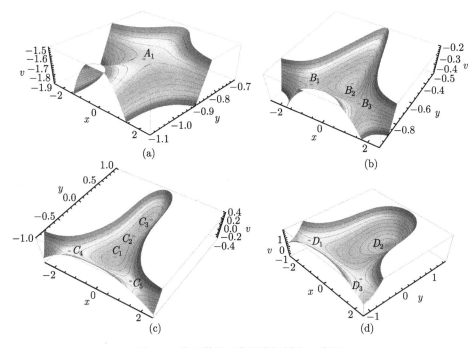

图 8.9　势函数图 (彩图请扫封底二维码)

8.3.6　$w = \sqrt{391}/20$, $t = -3/20$

从本部分结合两种方法判断平衡曲面的稳定性, 图 8.4(f) 可以看出: 分歧点集将平面分为 4 个区域: 区域 BC 为半开放区, 区域 D 和 E 分别位于左侧和右侧封闭区, 区域 A。各区域对应的势函数见图 8.10, 平衡点个数和相应稳定性如下: 区域 A 中有一个不稳定平衡点, 记为点 A_1; 区域 BC 有三个平衡点, 其中两个鞍点, 分别记为点 B_1, B_3 或 C_1, C_3, 一个稳定平衡点, 记为点 B_2 或点 C_2; 区域 D 有 5 个平衡点, 由于区域 D 相邻的 4 个点势函数无法清楚地表示出来, 用相平面图 8.11 辅助说明, 其中三个鞍点, 分别记为点 D_1、点 D_2 和点 D_4, 两个稳定平衡点, 分别记为 D_3 和 D_5; 区域 E 与区域 D 结果相同。

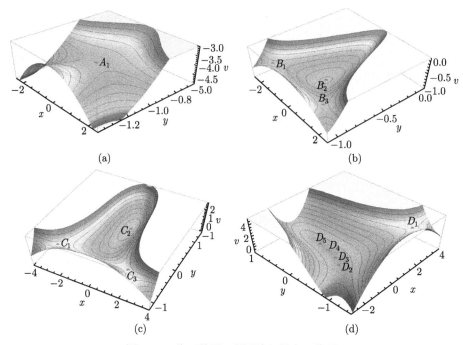

图 8.10　势函数图 (彩图请扫封底二维码)

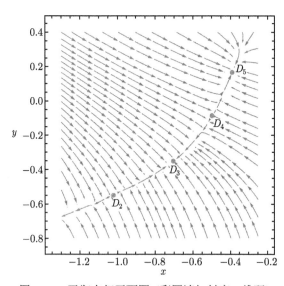

图 8.11　平衡点相平面图 (彩图请扫封底二维码)

8.4　抛物线型脐点突变模型的应用前景分析

虽然抛物线型脐点突变模型建立了, 其突变区域、突变临界点和稳定性也确定了, 但在实际应用中还有一定的距离, 还需要创新更多的数学方法去进一步分析和解释。也许, 台风中心及台风中心地带的计算或海浪预测会有助于确定害虫突变区域实际位置。

总之, 到目前为止, 基本突变模型及其性质分析, 以及势函数已经全部清楚了。折叠、尖角和燕尾突变模型在有害生物生态管理的应用已经十分成功, 但是在其他基本突变模型的应用方面还任重道远! 这一方面归因于学科交叉不够, 生态模型与突变理论的结合还不完善; 另一方面需要创新实际应用的方法。今后的路还很长。

参 考 文 献

[1]　何平, 赵子都. 突变理论及其应用. 大连: 大连理工大学出版社, 1989.

[2]　Godwin A N. Three dimensional pictures for Thom's parabolic umbilic. Publications Mathématiques de L'Institut des Hautes Scientifiques, 1971, 40(1): 117-138.

[3]　Bröcker T, Lander L. Differentiable Germs and Catastrophes. Cambridge: Cambridge University Press, 1975.

第9章 突变理论在农田生态系统控制中的应用

近代农业科技革命使得化肥、农药、地膜和拖拉机等能源和物质被大量投入农业生产中，实现了高投入、高产出，极大地满足和丰富了人类的食物需求。但是，在人们尽情享受现代农业所带来的成果的同时，人类社会也面临着由此带来的农业高成本和高资源环境的代价，农产品品质不安全、农民的收入不高等一系列问题，使得农民"离开化肥不会种地，离开农药不敢种地"。正是由于人们急功近利、片面应用植物保护技术，滥用乱施农药，忽视甚至否定农业生态系统的自我修复功能和生物天敌的积极作用，导致用药量不断加大的恶性循环、3R(抗性、再猖獗和残留)的产生、生态破坏等全球性生态危机的问题。植物保护已由较为单纯的农业技术问题，逐渐演变成为直接事关农业生产发展、农民增收、食品安全、农产品国际贸易，以及生态安全等热点问题，这些问题在我国表现尤为突出。

9.1 农田生态系统有害生物生态管理的系统观

改革开放以来，随着耕作制度变化、气候变化及产业结构调整等因素的影响，我国农作物病虫害发生面积的不断扩大，突发和暴发的频率增大，为害加剧，同时一些次要害虫逐渐上升为主要害虫。全国农作物病虫害发生面积由 1978 年的 1.29 亿 hm² 次扩大到 2009 年的 2.96 亿 hm² 次。农药施用量达 15kg/hm²，是发达国家每公顷使用量的 2 倍以上，其中高毒农药占农药施用总量的 70%，国家明令禁止的一些高毒高残留农药仍在部分地区生产和使用。主要农产品中，农药残留超标率高达 16% 至 20%，尽管经过化学农药的施用，但每年因农业生物灾害造成的损失粮食仍高达 1600 万 t 以上，损失惨重。同时，大量施用农药减少了生物多样性，诱发有害生物的抗药性和再猖獗，恶化农业生产的生态环境，影响了农业的生态安全。另外，随着国际贸易的扩大，即不断增加"绿色壁垒"引起的贸易纠纷及争端，又大大增加了检疫性有害生物入侵我国的机会。所有这些问题都严重制约了我国农业的发展后劲，不利于我国国民经济和社会的可持续发展。

寻求上述问题产生的根源，其实是人的思想观念和价值观问题，是目标和意义的选择问题，而不是单纯的技术和经济问题。

在农田面临某种有害生物暴发时，人们通常首先想到的是化学农药防治，因为化学农药高效、广谱、击倒率迅速、便携。从本质上看：人类的目标是用化学农药防治靶标病虫害，但在实际应用中，化学农药针对的是整个农田生态系统，而这些往往被我们所忽视，因而导致上述问题。因此，在有害生物治理过程中，首先要树立系统的观念，时刻不忘我们采取的所有措施不仅仅是针对靶标病虫害，而是整个农田生态系统。因此，有效推行生态调控、可持续植物保护是破解上述问题的重要基础。

9.1.1 病虫害的定义

自然界所有生物的存在都是合理的，是食物链中的重要环节。病虫害之所以称作病虫害是因为它们威胁到人类的健康、舒适、食品的安全、卫生和质量。所以说，病虫害是人为的概念，是人们根据自己的"好""恶"划分的。可以说，所谓的病虫害存在是合理的，只是与人类的利益发生冲突时，所处地点和时间"不合时宜而已"。比如说 100 亩麦田苗期有 800 头蚜虫，这些蚜虫是害虫吗？实际上它们很可能是在加速春季小麦无效分蘖死亡，减少小麦营养损失，这能说它们是害虫吗？还有棉花苗期所谓的"猴一猴、压塌楼"，即苗期少数棉蚜的危害起到了蹲苗的作用，防止棉花疯长，这能说它们是害虫吗？因此，在农田生态系统中，病虫害是一个种群，是达到一定数量的种群，是如果不管理将会导致超过农药成本的损失（经济阈值），也即只有当病虫害种群达到经济阈值时，才能称作为病虫害。

9.1.2 如何树立生态系统观念

生态系统观念是指人类在实践活动中保护生态环境、追求生态平衡的一切活动和成果的指导思想，也包括人类与自然交往过程中形成的价值观念、思维方式等。确立生命和自然界有价值的观点，摒弃传统文化"反自然"的性质，抛弃人类统治自然的思想，走出"以人类为中心"，按照"人与自然和谐发展"的价值观，实现人类植保制度层次、物质层次的一系列选择和转变，从而实现可持续发展。完成从"人类统治自然"向"人与自然和谐发展"的过渡，进而实现价值观的转变。生态系统观自古有之，从采集狩猎文化到农业、林业、城市绿化等都属于生态系统观的范畴。但由于历史原因，在很长一段时间内人与生态的矛盾尚未突显出来。而今，随着人类社会的日益生态化，人类文明不断向生态文明演进，生态系统观不可抗拒地成为植物保护可持续发展的主流。

因此，生态系统观的发展创新，正凝聚起巨大的精神力量，对农业可持续发展发挥积极的推动作用。它不仅为可持续发展提供理论依据和制度规范，而且为可持续发展提供实现手段和新的生长域。

根据生态系统观，有害生物生态管理系统工程是指人类在有害生物管理活动中保护生态环境、促进人类与自然的协调和谐，实现生态与经济和社会的相得益彰、协调发展的一切活动和成果，是人们在有害生物管理活动中和与自然交往过程中形成的价值观念、思维方式等。

有害生物生态管理的系统观，就其制度层面来看，它包括规范有害生物管理工作的法规条例与行政或经济的手段、有害生物等公共信息的提供、有害生物风险的管理及策略等。就其物质层面看，它包括有一定区域投入有害生物管理的人力资源的数量、质量及配置；投入有害生物生态管理的资金筹措、配置与利用；技术的开发、利用与推广，技术服务市场的建立与健全；所用药械的生产、供给、需求和价格；农产品安全检测、农产品价格和需求；区域内自然生态环境和农业生态环境等。就其精神层面看，它包括一定区域的有害生物生态管理理念及对食品安全和生态健康的态度等，也包括一定区域人们（包括农业生产者、市场经营者、消费者、管理者和科技人员）的道德风尚、科学文化和文化素质、环境意识和环境文明程度，以及区域内人们热爱家园、热爱自然、自觉保护环境和资源的精神境界。有害生物生态管理工作系统涉及自然和社会两个学科的交叉与融合。牵涉社会各类人（如农民、老人、孩子、政府涉农工作人员、科技人员、农药化肥生产者、销售商等）纷繁复杂的事，形形色色的物，要求必须"懂物理，明事理，通人理"（图 9.1）。因此，树立有害生物生态管理系统观念，促进生态文化发展，是社会、生态、经济可持续发展的需要。

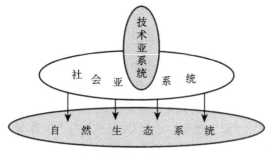

目标：提高农业生产和品质

图 9.1　有害生物生态管理的系统工程示意图

树立有害生物生态管理的系统观，应从以下几方面做起。

(1) 牢固树立"绿色农业"理念，建立和完善有利于建设和谐社会的生态法规，加快构建可持续发展的新型有害生物管理工程体系，从制度上促进农业生态文化的发展。制度创新是有害生物生态管理工程的重要内容，制度影响配置资源的经济行为，决定资源可持续利用状况，直接影响可持续生态建设的实施与发展。由于当前的有害生物生态管理系统工程在生产实践活动中具有显著的正反两面性，它不仅给社会提供经济产品和生态产品，也产生农药残留、生态环境污染等问题。因此有害生物生态管理工作具有公共性质，政府要带头履行好政府公共管理与服务职能，注重农业资源和环境管理的生态特性，通过制度创新，构建新型有害生物生态管理模式,使广大农业生产者、经营者、消费者和科技人员能够合力促进农业生态的发展。

(2) 有害生物生态管理所需要的技术发展要重视"绿色"导向,使绿色科技渗透到有害生物生态管理的一切活动领域,实现有害生物生态管理科学技术发展生态化。实现这种转变,一是要做好有害生物科学技术价值观的转变。有害生物管理技术研究开发及其成果的应用要从片面追求经济利益转变为促进整个"人 — 社会 — 自然"系统的协调发展,实现发展的生态可持续性、经济持续性和社会持续性的三者统一。二是要做好有害生物管理科学思维方式的转变。改变"只见树木、不见森林"的做法,从机械论思维走向整体论思维,使有害生物管理科学技术的研究从分化走向系统化综合,研究内容从主要针对防治对象 —— 有害生物的杀灭转变为主要针对保护对象 —— 植物生态系统的群体健康。三是要做好有害生物科学技术应用的生态化,即以植物生态系统群体健康为主导的有害生物生态管理(ecological pest management,EPM)取代现行仍是以主要针对防治对象设计的有害生物综合治理(integrated pest management,IPM)和以化学农药为主的传统防治模式,协调运用多种环境友好的有害生物管理技术来克服、解决单一植保技术措施带来的弊端[1]。

(3) 大力宣传有害生物生态管理的系统观,促进人们树立可持续发展理念和生态消费观念。可持续农业的发展不仅受生产方式的影响,也受消费方式的影响,不同的文化伦理引导不同的消费行为,需求引导生产,不合理的消费方式刺激不合理的生产方式,健康和环保的消费模式有利于农业可持续发展。可持续农业要求全民的自觉参与,这种自觉参与意识的提升需要生态环境观念的大众化,即生态文化的传播、普及。普及生态文化可促使人们建立生态消费的基本模式,进而促进农业生产者自觉保护农业生态环境,生产优质农产品。但是,如果没有健康持续发展的绿色产品市场,绿色环保的有害生物管理技术就会被冷落。因此,有害生物生态管理工作要通过与有关部门的协作,扩大工作范围,既要面向农业生产者,也要面向农产品消费者和其他所有的相关人员、部门,积极开展科普工作。

综上所述,只要人类还需要利用植物,则有害生物生态管理就不能不进行。随着社会发展,需要保护的植物不断变化和扩展,有害生物也不断地繁衍进化,人类的有害生物管理目标和行为也相应地做出调整,也就是说有害生物生态管理系统是长久存在并且不断演化。因此,以生态系统观为指导,有害生物的持续生态管理就会不断发展。

9.2　农田生态系统的突变控制研究

农田是陆地生态系统中较为重要的生态系统之一,它与森林、草地、湿地等生态系统一样,对人类生存环境产生着重要影响。但是与其他生态系统不同,农田生态系统是人为干扰下的自然生态系统,是人类为了满足其生存需要而构建的不同类型的生态系统,如设施农业和作物农田等。这使农田生态系统具备了许多特殊功能,既具有产品提供等服务功能、生态缓冲与调节等正效应,也具有水资源消耗、温室气体排放、环境污染等负效应。稳定性差是农田生态系统的重要特征之一,它不仅与人们从事的农业生产活动密不可分,也受全球气候变暖及农田生物入侵等自然因素影响,其结果是:生态系统难以达到平衡,病虫害暴发频次逐年增加等,基于此病虫害暴发等控制方法的理论研究有着重要的实际应用价值[2]。

病虫害暴发等突变现象的控制乃突变控制的范畴,突变控制是指设计一个能改变给定系统突变特性 (如农田生态系统中的害虫暴发) 的控制器,以期获得人们期望的行为。其目标包括:消除或延迟系统的固有突变,改变现存参数值 (如从生物生态管理的系统化观点出发减少麦蚜数量或将其暴发时间从小麦灌浆期前移到灌浆期后);在突变点附近使系统的性能达到最优,在适当参数值处建立有益突变 (如通过突变控制使麦蚜数量处于避难状态)[3]。突变控制虽然在船舶、导航等工程方面有着广泛的应用,但在农田生态系统中的实际应用尚属空白。随着突变控制理论体系的不断完善,会有更多领域的更多学者加入农田生态系统突变控制理论和实际问题的研究中来,为农田生态系统有害生物生态管理的系统化研究提供更多的理论支持,同时农田生态系统也为突变控制提供新的应用背景。

9.3 突变理论在生物多样性中的应用

生物多样性是指地球上存在着多种多样生物类型,它们互相依赖又互相制约,使自然生态和食物链保持动态平衡和稳定,各种生物得以在不断变化的环境中生存与发展。20 世纪 70 年代,生态学家就致力于寻求生物多样性与生态系统稳定性联系的理论依据,最终确定物种多样性作为生态系统稳定性指标可收到良好的评价效果[4]。但农田生态系统中的突变现象 (如害虫种群的暴发等) 往往会改变系统稳定性,自然也会影响到生物多样性,那么系统突变现象与其中的物种多样性之间的关系如何?可否用突变理论评价生物多样性?文献 [5] 做了大胆尝试并利用突变理论评判法建立了生物多样性发展指数模型,为突变理论在农田生态系统生物多样性的研究提供可能,也为基于生物多样性的突变控制研究提供依据。

总之,研究突变理论在农田生态系统控制中的应用,不仅要以"绿色"为导向,坚持有害生物生态管理的系统观,还要坚持生物多样性观点,运用突变控制理论研究出一套有害生物生态管理的科学体系。

参 考 文 献

[1] 谢联辉. 21 世纪我国植物保护问题的若干思考. 中国农业科技导报, 2003, 5(5): 5-7.

[2] 汤金仪. 论实施植保工程的必要性和紧迫性. 植保技术与推广, 2000, 20(6):3-4.

[3] 赵新华, 曹伟. 基于突变理论的控制及应用. 哈尔滨: 哈尔滨工业大学出版社, 2013.

[4] 陈梦. 对生态系统及生物多样性等理论问题的探讨. 南京林业大学学报 (自然科学版), 2003, 27(5): 30-34.

[5] 赵春霞. 突变评价法在生物多样性评估中的应用 —— 以英国为例. 中外企业家, 2011, (8): 127-130.

后　记

　　书付诸印刷之日，正是作者职业生涯即将结束之时。从事有害生物灾变理论、预测预报及系统管理研究 41 年终于有了一个圆满的结局！回想起来，本书的提纲大约在 20 年多前就已经有了雏形，但限于当时正兼任学院领导工作，每天疲于教学、科研和管理诸多工作，多次提笔终难成稿。作者也深知：由于突变理论本身及应用过程中存在诸多难点和问题成为国际社会难以攻克的难关，加之生物学研究者们的数学素养局限，以及灾变预测资料难以获得、影响有害生物的诸多因素之间的不独立、控制变量不易选择、势函数模型难以建立、奇点分析的视觉效果难以表出，等等，完成此论著困难重重。好在前期研究打下了良好的基础，加之研究生们十分努力，将突变理论及其应用的难点一个一个地攻克！记得最早从事突变研究的硕士研究生魏雪莲，本科是学习生物数学出身，面对课题压力巨大，每天刻苦钻研，小脸累得蜡黄，每天面露疲惫要被压倒的神色。我曾多次给她解压，最终攻克了燕尾突变模型！博士研究生李媛为了攻克多维控制变量的双曲、抛物突变模型，不管严寒酷暑还是节假日休息，都在不停地钻研、钻研，直累的腰椎间盘突出病倒……

　　在独立研究突变理论 30 多年后，数学家赵立纯女士加入本团队，她不仅在突变模型建模方面经验丰富，而且在系统控制方面独树一帜，她的加盟使得我们的突变研究更添光彩！

　　在书稿完成交稿之际，感谢曾经的硕士研究生魏雪莲、吴问其、张平平、博士留学生 M.K.D.K.Piyaratne 在燕尾突变模型及应用中的研究，感谢冯露之在尖角突变模型的改进和应用，感谢李建峰建立的椭圆型突变模型及其在猕猴桃果园节肢动物群落中应用，感谢李桢在蝴蝶突变模型研究即应用。感谢博士研究生陈晓蕾参与了第 9 章的撰写，感谢陕西杨凌高新示范区气象局的王百灵提供气象信息与参加调查和信息处理，感谢西北农林科技大学张改生教授无偿提供实验基地。特别感谢博士研究生李媛不仅对突变理论前期研究进行了全面的总结，还创建了 4 种控制变量控制的双曲和抛物模型，这些工作也成为她博士学位论文中的重要内容。

　　在本书完成过程中，除上述贡献者外，还有西北农林科技大学植保学院的汪世泽教授、董应才、胡祖庆、胡想顺、罗坤、高欢欢、张宇宏、李军、洪波、都二霞、高欢欢、赫娟，以及理学院的张良、郑立飞、吴月宁和鞍山师范学院的刘敬娜等所做大量基础调研、指导学生等工作。

赵惠燕

2019 年 11 月于杨凌